介護予防のための
口腔機能向上マニュアル

アセスメント様式例 収録

編著
日本歯科大学
口腔リハビリテーション多摩クリニック
院長　菊谷　武

共著
日本歯科大学
口腔リハビリテーションセンター
言語聴覚士　西脇恵子

日本歯科大学
口腔リハビリテーション多摩クリニック
歯科医師　田村文誉

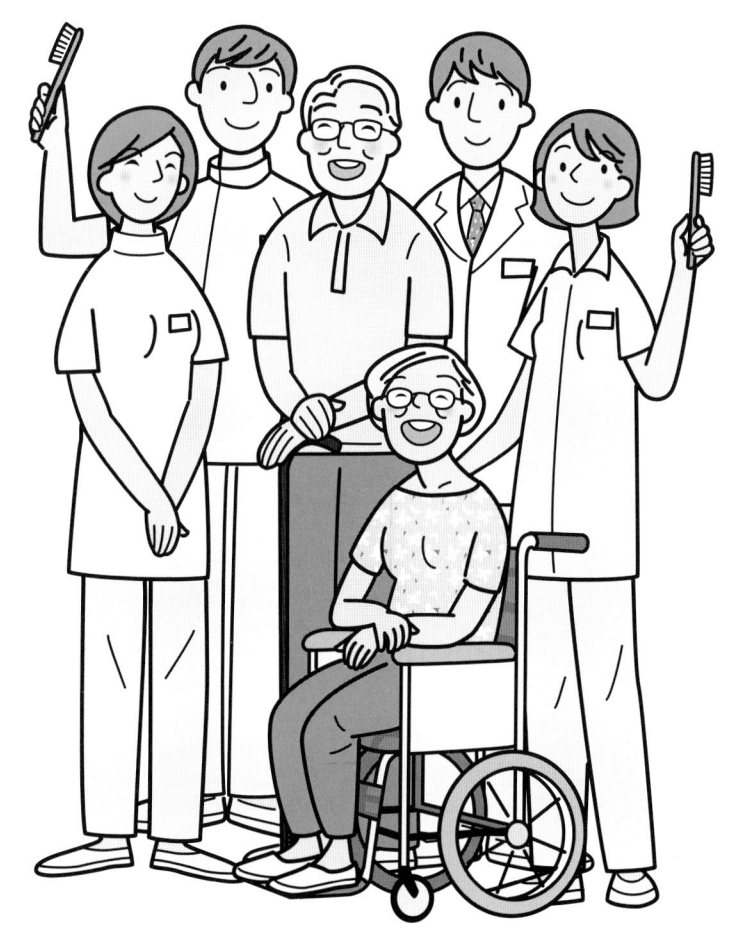

建帛社
KENPAKUSHA

序

「高齢者がいつまでも元気でいられる秘訣を教えてあげよう！それはね，しっかり栄養をとること，筋力をつけること，そして口の健康を保つことだよ。」

今回の介護保険の改正に伴う介護予防の取り組みは，こんな内容が国民に示される大きな出来事となりました。

高齢者にひとたび廃用（使わないこと）による身体機能の低下が生じると，これを回復させるのには，時間がかかるといわれています。1日間の安静によって生じた機能低下を回復させるためには1週間かかり，1週間の安静により生じた機能低下を回復するには1カ月かかるといわれます。

今回導入される介護予防の考え方は，この廃用症候群に対する取り組みであることから，生活機能の低下が軽度である早い時期にリハビリテーションを行うことで，日常の活動性の向上を目標としています。つまり，自立しているADLは自分で行い，介護を要する場合でも過剰な介護を避け，家事や趣味等の活動や社会活動等でもできることは積極的に行い，生活全般を活発化させ，社会的活動範囲を拡大させることが重要であるとしています。

今後展開されていく介護予防サービスは，生活機能低下の危険性を早めに発見し，適切に対応することを目標に置いています。そして，今までの介護保険におけるサービスは「利用者ができないところを介護が補う」ことを中心としてきました。しかし，今後は「できることを発見して主体的な活動を引き出す」ことを目標にして行われます。つまり，高齢者本人と目標の設定を行い，目標指向型ケアプランを作成し実施することを基本に行われます。

今回，介護予防のサービスにおいて，特にこれまでの研究結果や実績などの評価に基づいて，「栄養改善」，「運動器の機能向上」，「口腔機能の向上」を中心にサービスの提供が行われることになりました。

「口腔機能の向上」サービスは，口腔機能を向上し，十分な食事量を確保することで「低栄養」のリスクを回避し高齢者の生活機能の低下をはじめ，感染症の誘発，QOLの低下の防止を目的としています。そして，「誤嚥」や「窒息」を予防し，口腔衛生の自立や清潔度の改善をすることで誤嚥性肺炎や不慮の事故を未然に防ぐことも目的としています。

この本は，実際に介護予防通所介護施設等の介護スタッフにもこのサービ

スの内容がおわかりいただけるように心がけました。また，専門職種である歯科衛生士，言語聴覚士，看護師の方々の知識の再整理に利用していただければと願っています。

　2006年3月

　　　　　　　　　　　　　　　　　　　　　　　　編著者　菊谷　武

もくじ

第1章 なぜ今，介護予防なのか……………………………………（菊谷）…… 1

1 介護予防導入の根拠………………………………………………………… 1
 1．はじめに……………………………………………………………………… 1
 2．介護予防とは………………………………………………………………… 3
  （1）生活習慣病対策から生活機能低下予防対策へ／3
  （2）廃用症候群（生活不活発病）／4
  （3）高齢者の身体機能の低下／5
 3．予定されるサービス………………………………………………………… 5

第2章 口腔機能…………………………………………………（菊谷）…… 9

1 なぜ，口腔機能向上なのか……………………………………………… 9
 1．はじめに……………………………………………………………………… 9
 2．口腔ケアとは………………………………………………………………… 9
 3．要介護高齢者における口腔ケアの重要性……………………………… 11
 4．口腔ケアと介護予防……………………………………………………… 11
 5．なぜ，介護予防に口腔機能向上が採用されたのか…………………… 14
  （1）食事への関心の高さ／14
  （2）気道感染予防と口腔衛生，口腔機能の関係／14
  （3）窒息と口腔機能との関連／20

2 口腔機能向上プログラムでは何をしなければならないのか……………22
 1．参加者応募にあたっての留意点………………………………………… 22
 2．参加者に主体性をもたせる必要性……………………………………… 22
 3．プログラム実施にあたって必要なこと………………………………… 23
 4．モチベーションについて………………………………………………… 24
  （1）口腔機能の衛生に対するモチベーション／24
  （2）口腔機能に対するモチベーション／24
 5．介入効果の効果測定の留意点…………………………………………… 26
 6．歯科医療機関やほかの医療機関との連携……………………………… 26

第3章 評価法 ……………………………………………………（菊谷）…… **29**

1 歯の状態と口腔衛生のアセスメント……………………………………29
1．歯の状態の評価………………………………………………………29
（1）現在歯の状態，補綴物の形態／29
（2）義歯の使用状況／31
2．口腔の衛生状態，口腔衛生習慣のアセスメント………………… 32
（1）口腔内の衛生状態のアセスメント／32
（2）口腔内衛生状態アセスメント時の注意点／32
3．その他の評価………………………………………………………38
（1）口腔乾燥状態／38
（2）口　臭／38

2 口腔機能のアセスメント……………………………………………39
1．聞き取り調査，食事の状況，観察項目……………………………39
（1）食事の観察項目について／40
（2）その他の観察評価項目／41
2．口腔機能の評価………………………………………………… 42
（1）口腔の運動機能評価／42
（2）咀嚼機能評価／44
（3）嚥下機能評価／46

第4章 口腔機能向上支援の実際 ……………………………………… **49**

1 口腔衛生自立支援編……………………………………（菊　谷）……49
1．口腔ケアの自立支援法……………………………………………… 49
（1）口腔ケアの目的の明確化／49
（2）口腔ケアの習慣化／49
（3）みずからの口腔内について知る／50
（4）みずからの口腔内に合った口腔ケアの方法を知る／50

2 口腔機能向上編……………………………………………（西　脇）……53
1．集団で行う機能訓練のメニューの立て方・配慮の仕方……………53
2．運動訓練………………………………………………………… 53
（1）粗大な運動／54
（2）瞬発的な筋力を求める運動／55
（3）巧緻性を高める協調運動／55
3．機能訓練の実際………………………………………………………57
（1）健康チェック／61

（2）導　入　部／61
　　　（3）機　能　訓　練／61
　　　（4）次回までの自己課題について／61
　　　（5）記録と評価／61
　　4．参考図書リスト……………………………………………………63
　　　（1）構音訓練のテキスト／63
　3　食事指導編……………………………………………（田　村）……64
　　1．食　事　環　境……………………………………………………… 64
　　　（1）食事をするときの基本姿勢／64
　　　（2）食器具の選び方／65
　　　（3）食事時間の目安／66
　　2．食　事　内　容……………………………………………………… 67
　　3．うまく食べられないときの食事方法の指導……………………… 68
　　　（1）む　せ　る／68
　　　（2）食べこぼす／69
　　　（3）あまりかまない，丸飲み／69
　　　（4）ため込む／69
　　　（5）タンがいつもからんでいる／70

第5章　知らないではすまされない口の知識………………（菊　谷）……71

　1　口の基礎知識…………………………………………………………71
　　1．口腔の解剖，機能を知る…………………………………………… 71
　　　（1）歯について／71
　　　（2）唾液について／72
　　　（3）味　　　覚／73
　　2．高齢者の口腔内の特徴を知る……………………………………… 75
　　　（1）歯を失っている／75
　　　（2）残根歯が多い／76
　　　（3）かみ合う歯が少なくなる／77
　　　（4）かむ機能が低下している／77
　2　摂食・嚥下の基礎知識………………………………………………78
　　1．摂食・嚥下のメカニズム…………………………………………… 78
　　2．危険な咽頭構造のメリット………………………………………… 80
　　3．摂食・嚥下のメカニズムとその障害……………………………… 81
　　　（1）先行期とその異常／81
　　　（2）準備期（咀嚼期）とその異常／81

　　　　（3）嚥下第1期（口腔期）とその異常／81
　　　　（4）嚥下第2期（咽頭期）とその異常／81
　　　　（5）嚥下第3期（食道期）とその異常／84
　　4．嚥下障害をきたす疾患……………………………………………………… 86
　　　　（1）嚥下障害をきたす疾患の分類／86
　　5．嚥下障害の問題点…………………………………………………………… 87

介護保険における口腔機能向上アセスメント様式例……………………………… 89

参考資料………………………………………………………（菊　谷）…… 97

　　1　集団訓練………………………………………………………………………97
　　2　口腔機能の向上　アセスメント票……………………………………… 100
　　3　口腔機能豆知識　口の機能を向上させよう…………………………… 102
　　4　口腔機能豆知識　口の体操のススメ…………………………………… 104
　　5　口腔機能豆知識　食べるときの注意のススメ………………………… 105

さくいん……………………………………………………………………………………107

第1章

なぜ今，介護予防なのか

1 介護予防導入の根拠

1. はじめに

　介護保険制度が実施され，2006年4月で，5年になる。この制度の成果としては，社会的入院の是正，弱者救済から自立支援への転換があげられる。そして何より，介護というものが家族の問題から世代間で支える社会の問題として対応されるようになったことが大きな成果といえよう。

　2015年は本格的な超高齢社会の「入り口」といわれる。いわゆるベビーブーム世代が前期高齢者（65～74歳）に到達し，現在約150万人といわれる認知症高齢者は250万人に増加すると予想される。また，一人暮らし高齢者の割合が全高齢者世帯数1,700万世帯の1/3に達し，社会で高齢者の介護を担う必要性がますます増加してくる。さらにその10年後（2025年）には高齢者人口がピーク（約3,500万人）に達するとみられる。

　介護保険が発足した当初（2000年4月），要介護認定を受けた高齢者は218万人であったが，2005年6月末には，417万人に増加した（91％増）。なかでも，要支援，要介護1と認定された比較的軽度の高齢者の伸びは大きく，要支援は136％増の686万人，要介護1は145％増の135万人に達し，介護認定を受けた人の約半数を占める（図1－1）。その結果，介護保険料の総費用は年10％を超える伸びを示し，2000年度実績では3.6兆円であった総費用は2005年度には6.8兆円となった。これに従い，国民が支払う保険料も高騰化し，全国平均月額2,911円であった保険料が，2006年4月以降は4,300円になるとも予想されている。

- 要介護認定を受けた人は5年2カ月で約199万人増加（91％増）
- 特に要支援・要介護1の認定を受けた人が大幅に増加（140.5％増）

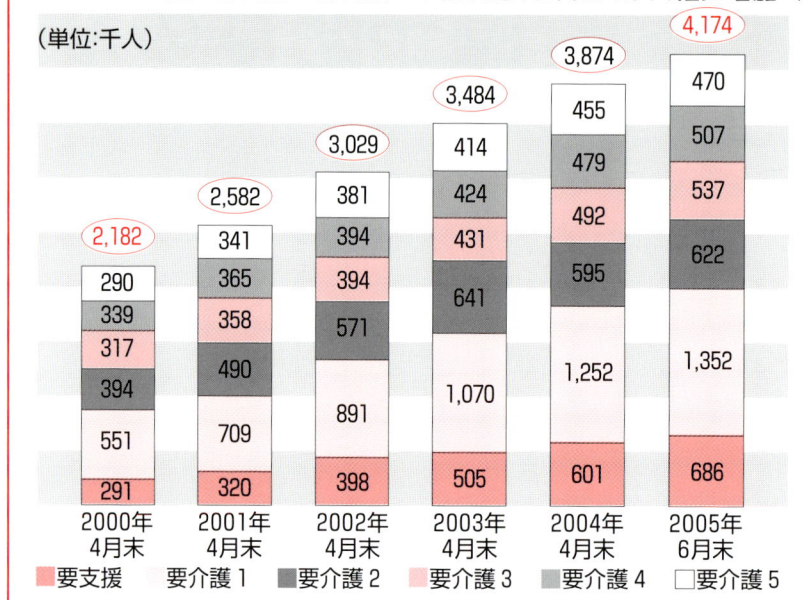

（単位:千人）

	2000年4月末	2001年4月末	2002年4月末	2003年4月末	2004年4月末	2005年6月末
合計	2,182	2,582	3,029	3,484	3,874	4,174
要介護5	290	341	381	414	455	470
要介護4	339	365	394	424	479	507
要介護3	317	358	394	431	492	537
要介護2	394	490	571	641	595	622
要介護1	551	709	891	1,070	1,252	1,352
要支援	291	320	398	505	601	686

計	91%
5	62%
4	50%
3	69%
2	58%
1	145%
支	136%

介護保険事業報告書 2005年6月分

図1-1　要支援・要介護1の増加

資料）厚生労働省：介護保険事業状況報告2005年6月分

2 介護予防とは

　このようなことを背景に，制度の運用上明らかになってきたいくつかの問題に対応するかたちで，2006年4月より大きな改正が行われることになった。介護保険はもとより，介護の必要な人にそのサービスを届ける一方，介護を重症化させないためのサービスがうたわれていた。しかし，そのサービスは十分発達しておらず，必ずしも要介護の改善や悪化防止にはつながらなかった。そこで，今回の改正では，この「介護予防」をより実効性のあるものとするシステムの構築がなされようとしている。

（1）生活習慣病対策から生活機能低下予防対策へ

　これまでの生活習慣病対策「健康日本21」や老人保健事業の目的は，日本人の3大死因である，がん，心疾患，脳血管疾患を予防し，それによって長寿と健康な65歳をめざす取り組みであった。その結果，現在では国民の9割が健康な状態で65歳を迎えることができ，相当の成果が上がったと考えられている。健康に65歳を迎えた人の過半数は85歳を迎えることができるが，必ずしも健康な状態で迎えているとはいいがたく，いわゆる「悲しい寿命」となっている場合もある。そこで，この介護予防は「健康な85歳をめざす」ことを目標としている（図1-2）。

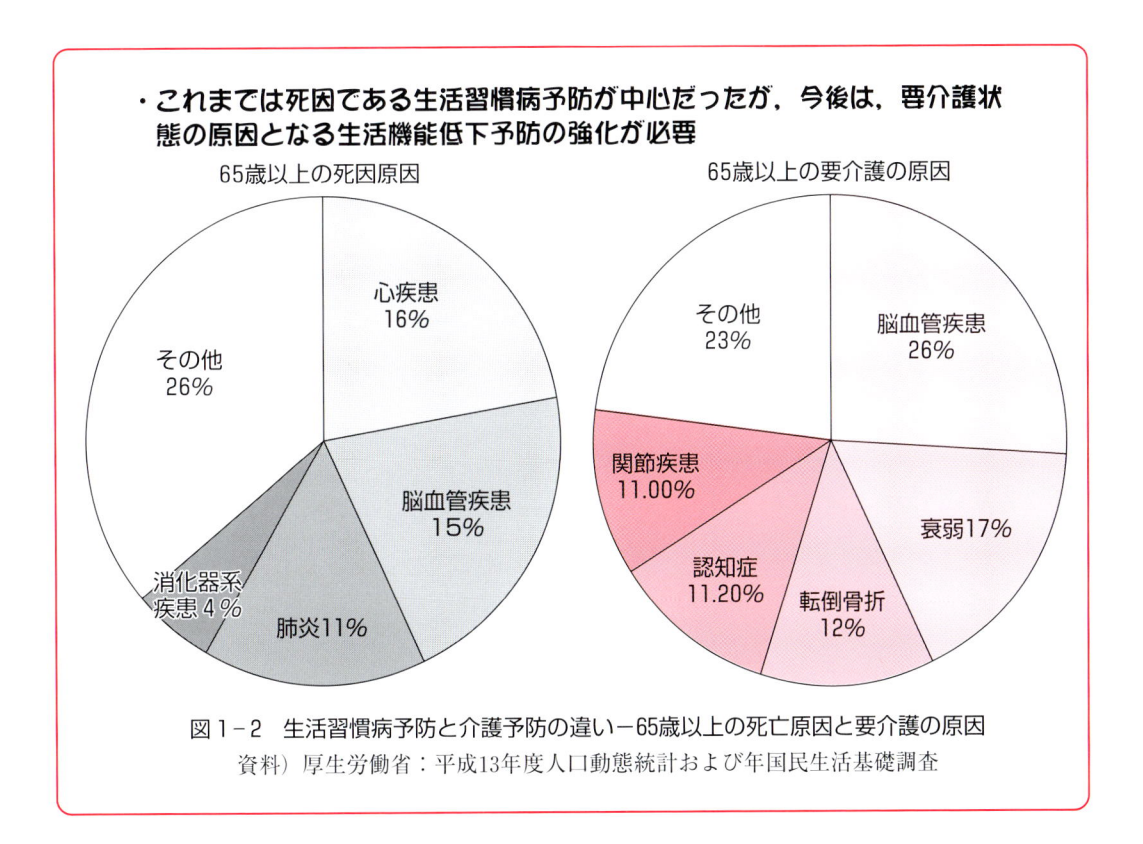

・これまでは死因である生活習慣病予防が中心だったが，今後は，要介護状態の原因となる生活機能低下予防の強化が必要

65歳以上の死因原因
- 心疾患 16%
- その他 26%
- 脳血管疾患 15%
- 肺炎 11%
- 消化器系疾患 4%

65歳以上の要介護の原因
- その他 23%
- 脳血管疾患 26%
- 衰弱 17%
- 転倒骨折 12%
- 認知症 11.20%
- 関節疾患 11.00%

図1-2　生活習慣病予防と介護予防の違い－65歳以上の死亡原因と要介護の原因
資料）厚生労働省：平成13年度人口動態統計および年国民生活基礎調査

（2）廃用症候群（生活不活発病）

　人間の心身機能は，使わないと徐々に衰えていく。健康な人であっても，ベッド上で安静臥床を続けていると，下肢の筋力の低下は1週目で20％，2週目で40％，3週目では60％にも及ぶ。さらには下肢の骨が弱くなり，身体を起こそうとするとめまいがして座ることもできなくなってしまう。このように，使わないことによってさまざまな心身機能の低下が生じるが，これら一連の症状を廃用症候群（生活不活発病）という。

　寝たきりの原因として，脳卒中や大腿骨頸部骨折が重要視されている。しかし実際に介護が必要になった原因をみてみると，前期高齢者ではこれらが過半を占めるが，後期高齢者においては衰弱等が増えているのがわかる（図1-3）。また，特に介護度が軽度な高齢者の介護が必要になった原因をみると，いわゆる「廃用症候群」といわれるものが多くなっていく。これらは「つくられた寝たきり」，「つくられた歩行不能」と呼ばれることもある。風邪や腰痛・打撲等の軽微な疾患や外傷，または小手術などの後にみられる「過度の安静」の強要，さらに，介護現場における「かわいそうだから何でもしてあげるのがよい介護である」，あるいは「安全第一」という考えが過剰な介護を招き，これらがかえって廃用を助長していると考えられている。

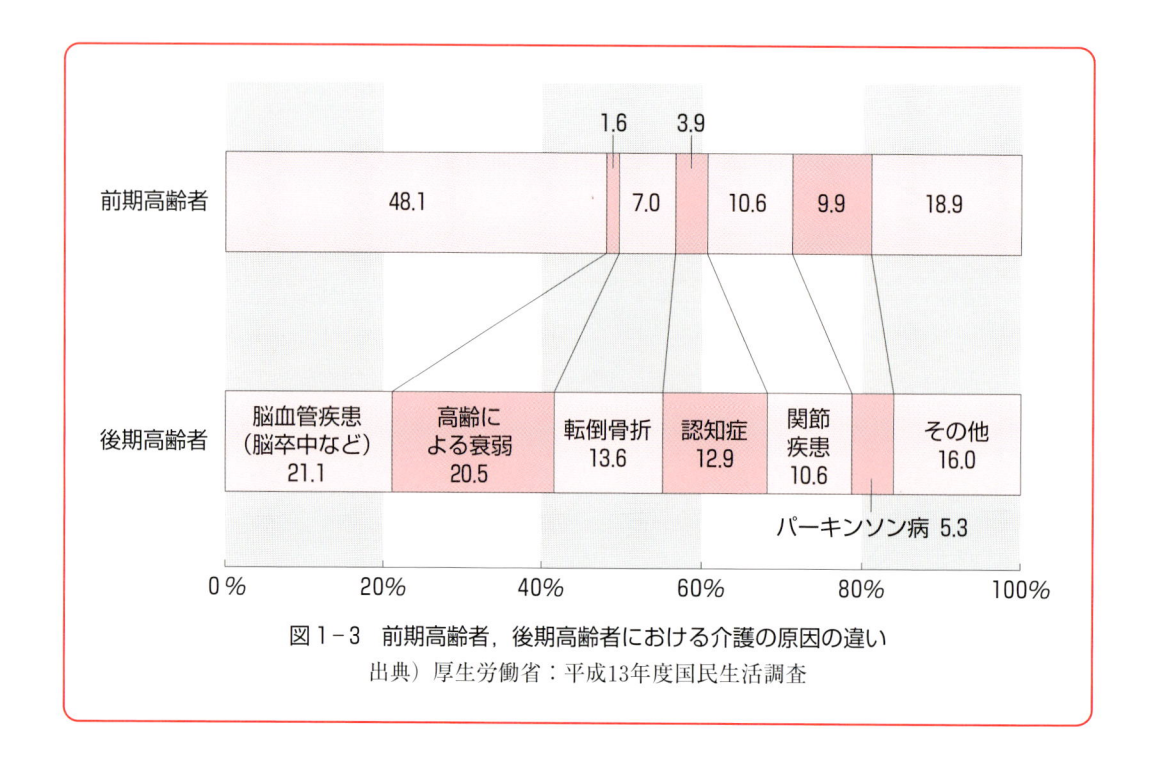

前期高齢者	48.1	7.0	1.6	10.6	3.9	9.9	18.9
後期高齢者	脳血管疾患（脳卒中など）21.1	高齢による衰弱 20.5	転倒骨折 13.6	認知症 12.9	関節疾患 10.6	パーキンソン病 5.3	その他 16.0

図1-3　前期高齢者，後期高齢者における介護の原因の違い
出典）厚生労働省：平成13年度国民生活調査

(3) 高齢者の身体機能の低下

　高齢者にひとたび廃用による身体機能の低下が生じると，これを回復させるのには，時間がかかるといわれている。1日の安静によって生じた機能低下を回復させるためには1週間かかり，1週間の安静により生じた機能低下を回復するには1カ月かかるといわれる。

　今回導入される介護予防の考え方は，この廃用症候群に対する取り組みであり，生活機能の低下が軽度である早い時期にリハビリテーションを行うことで，日常の活動性を向上させることを目標としている。つまり，自立しているADLは自分で行い，介護を要する場合でも過剰な介護を避け，家事や趣味等の活動や社会活動等でもできることは積極的に行い，生活全般を活発化させ，社会的活動範囲を拡大させることが重要であるとしている。

3. 予定されるサービス（図1-4）

　今後展開されていく介護予防サービスは，生活機能低下の危険性を早めに発見し，適切に対応することを目標に置いている。そして，今までの介護保険におけるサービスは「利用者ができないところを介護が補う」ことを中心としてきたが，今後は「できることを発見して主体的な活動を引き出す」ことを目標にして行われる。つまり，高齢者本人と目標の設定を行い，目標指向型ケアプランを作成し実施することが基本となる。

　介護予防のサービスにおいて，特にこれまでの研究結果や実績などの評価

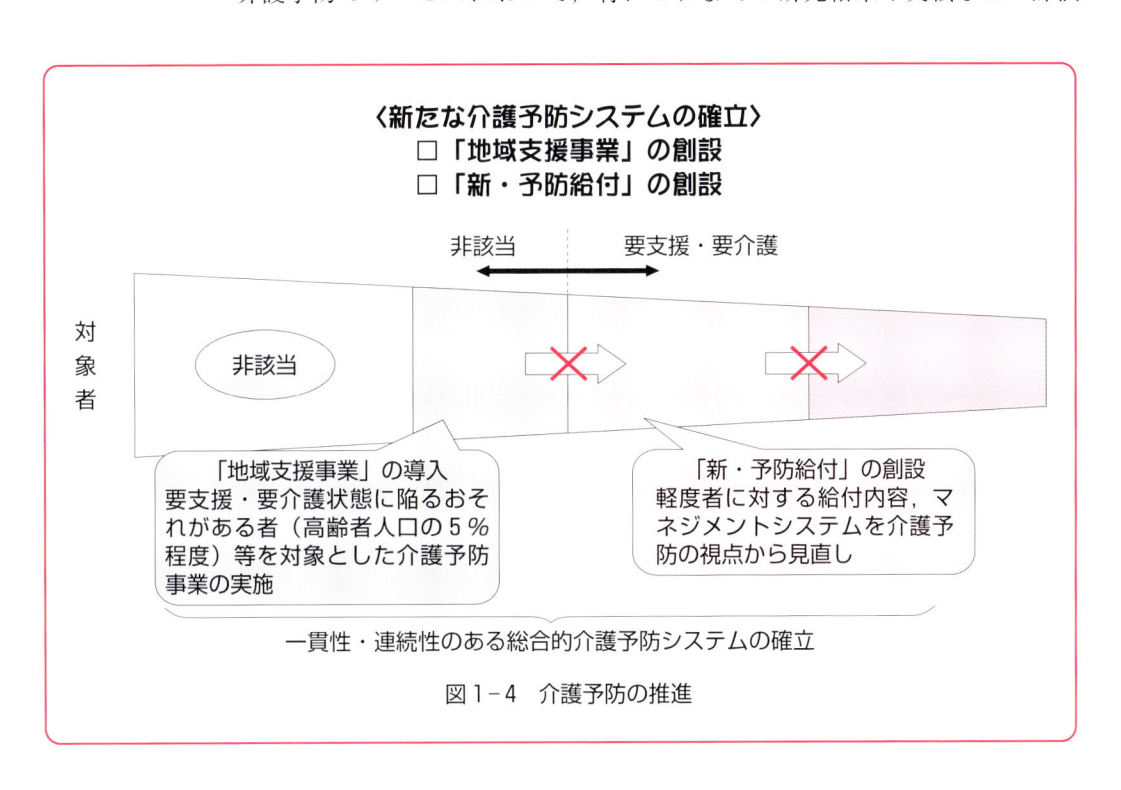

〈新たな介護予防システムの確立〉
□「地域支援事業」の創設
□「新・予防給付」の創設

対象者

非該当　　非該当 ←→ 要支援・要介護

「地域支援事業」の導入
要支援・要介護状態に陥るおそれがある者（高齢者人口の5％程度）等を対象とした介護予防事業の実施

「新・予防給付」の創設
軽度者に対する給付内容，マネジメントシステムを介護予防の視点から見直し

一貫性・連続性のある総合的介護予防システムの確立

図1-4　介護予防の推進

基本チェックリスト

No.	質問項目	回答（いずれかに○をお付け下さい）	
1	バスや電車で1人で外出していますか	0.はい	1.いいえ
2	日用品の買物をしていますか	0.はい	1.いいえ
3	預貯金の出し入れをしていますか	0.はい	1.いいえ
4	友人の家を訪ねていますか	0.はい	1.いいえ
5	家族や友人の相談にのっていますか	0.はい	1.いいえ
6	階段を手すりや壁をつたわらずに昇っていますか	0.はい	1.いいえ
7	椅子に座った状態から何もつかまらずに立ち上がっていますか	0.はい	1.いいえ
8	15分位続けて歩いていますか	0.はい	1.いいえ
9	この1年間に転んだことがありますか	0.はい	1.いいえ
10	転倒に対する不安は大きいですか	0.はい	1.いいえ
11	6ヵ月間で2〜3kg以上の体重減少がありましたか	0.はい	1.いいえ
12	身長　　　cm　体重　　　kg（BMI＝　　　）（注）		
13	半年前に比べて固いものが食べにくくなりましたか	0.はい	1.いいえ
14	お茶や汁物等でむせることがありますか	0.はい	1.いいえ
15	口の渇きが気になりますか	0.はい	1.いいえ
16	週に1回以上は外出していますか	0.はい	1.いいえ
17	昨年と比べて外出の回数が減っていますか	0.はい	1.いいえ
18	周りの人から「いつも同じ事を聞く」などの物忘れがあると言われますか	0.はい	1.いいえ
19	自分の電話番号を調べて、電話をかけることをしていますか	0.はい	1.いいえ
20	今日が何月何日かわからない時がありますか	0.はい	1.いいえ
21	（ここ2週間）毎日の生活に充実感がない	0.はい	1.いいえ
22	（ここ2週間）これまで楽しんでやれていたことが楽しめなくなった	0.はい	1.いいえ
23	（ここ2週間）以前は楽にできていたことが今ではおっくうに感じられる	0.はい	1.いいえ
24	（ここ2週間）自分が役に立つ人間だと思えない	0.はい	1.いいえ
25	（ここ2週間）わけもなく疲れたような感じがする	0.はい	1.いいえ

（注）BMI＝体重（kg）÷身長（m）÷身長（m）が18.5未満の場合に該当とする。

図1-5　基本チェックリストの例

に基づき,「栄養改善」,「運動器の機能向上」,「口腔機能向上」を中心にサービスの提供が行われることになった。地域に新設される「地域包括支援センター」では,高齢者の生活機能等がチェックされる「基本チェックリスト」(図1-5)と呼ばれるものを用いて,スクリーニングやアセスメントを通して,ケアマネジメントが行われる。

介護認定を受け,現在,要支援,要介護1と認定されている高齢者には,通所介護施設や通所リハ施設において実際のサービスが提供される。また,介護認定を受けていない地域の自立した高齢者に対しても保健センターなどにおいてサービスが提供されることになった。前者は「新予防給付」,後者は「地域支援事業」と呼ばれ,展開されることになっている。

【参考図書】
・辻 一郎:介護予防と老年歯科医学,老年歯学,20,113～118(2005)

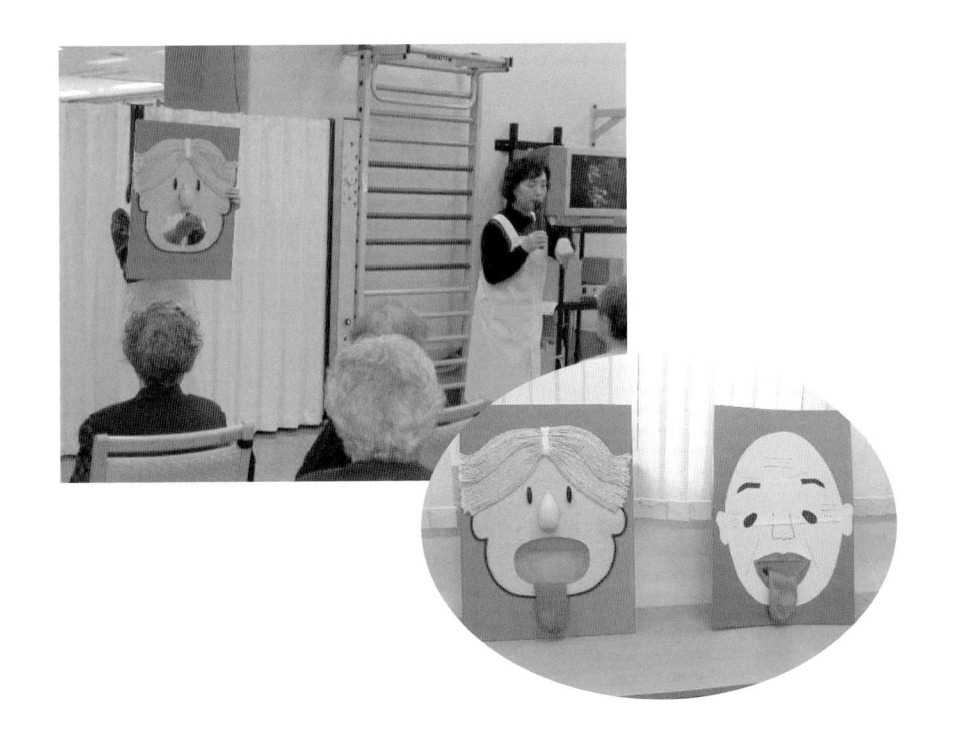

第2章

口腔機能

1 なぜ，口腔機能向上なのか

1. はじめに

　口腔は，食物を摂取するというはたらきだけでなく，発音や呼吸という大切な役割も担っている。口腔は生物として生命を永らえる意味においても，人として質の高い生活をしていくうえでも，非常に重要な器官であるといえよう。口腔は，温度・湿度・栄養というあらゆる観点から，微生物が繁殖しやすい条件がそろっており，その微生物が呼吸器感染症をはじめ，全身の疾患の発症とも密接に関連している。それゆえ，口腔ケア（口腔機能向上）は，生活の質を維持するためだけでなく，種々の疾病の予防や，介護の予防にとっても必要不可欠となる。

2 口腔ケアとは

　口腔ケアという用語には，広義と狭義の意味がある。
　広義には口腔のもっているあらゆるはたらき（咀嚼，嚥下，発音，呼吸など）を介護することを意味する。
　狭義では口腔衛生の維持・向上を主眼に置く一連の口腔清掃を中心とした口腔ケアを指す。
　口腔ケアは，単に食物残渣を取り除いて口のなかをきれいにしたり，習慣的に行われている歯磨きを少し手助けしたりすることとは違い，微生物による感染の予防を念頭に置いたものでなければならない。そして，介護予防における口腔ケアにおいては，リハビリテーションの観点からも，口腔の機能を増進，賦活化することを目的とした，口腔機能の向上に重点が置かれることになる（図2－1）。

第2章 口腔機能

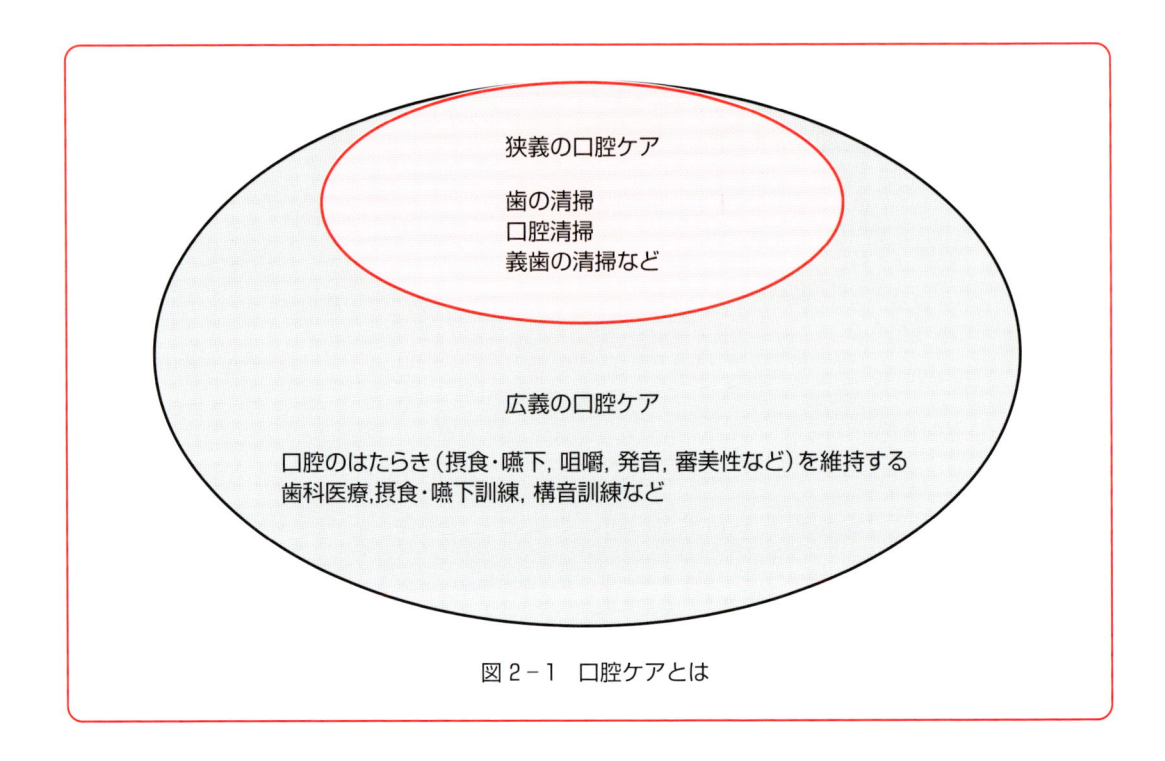

```
        狭義の口腔ケア
        歯の清掃
        口腔清掃
        義歯の清掃など

        広義の口腔ケア

   口腔のはたらき（摂食・嚥下，咀嚼，発音，審美性など）を維持する
   歯科医療，摂食・嚥下訓練，構音訓練など
```

図2-1　口腔ケアとは

表2-1　口腔ケアの目的

① 虫歯や歯周病を予防する。
② 口腔疾患（口内炎，舌炎，カンジダ症など）の予防を図る。
③ 口臭を取り除き，不快感をなくす。
④ 誤嚥性肺炎（嚥下性肺炎）を予防する。
⑤ 全身的な感染症（病巣感染）を予防する。
⑥ 気分を爽快にし，食欲を増進する。
⑦ 口唇，舌，頬，咽頭の刺激やマッサージによって，摂食・嚥下訓練の一助となる。
⑧ 発音，構音に関与する口唇，舌，軟口蓋のリハビリテーションとなる。
⑨ 唾液の分泌を促進し，自浄作用を促し，口腔の乾燥を防ぐ。
⑩ 味覚を保つ。
⑪ 健康的な口元は，対人関係をスムーズにする。
⑫ 日常生活にメリハリをつける。
⑬ 敏感な口腔を刺激することによって，全身の緊張をほぐす。
⑭ 歯磨きによる上肢，手指のリハビリテーションを促す。

出典）米山武義・菊谷　武：口腔ケア（一番ヶ瀬康子監修，山岡喜美子・荏原順子編著：リーディングス介護福祉学15　介護技術），p.105，建帛社（2005）

3. 要介護高齢者における口腔ケアの重要性

　口腔内には自浄作用と呼ばれる唾液の流れや摂取した食物，咀嚼や嚥下に伴う舌，口腔周囲の筋の動きなどによるみずからきれいになろうとするメカニズムが存在する。これは，いわば生物学的清掃作用ともいうべきものである。この作用は，さまざまな疾患の発症や治療過程に伴う経口摂取の禁止や口腔内に及ぶ麻痺などによって著しく低下する。特に，経口摂取を行っていない高齢者やペースト食などのほとんどかむことを必要としない食物を摂取している高齢者は，口の動きが制限される。さらに，唾液の分泌も少なくなるために，この自浄作用による清掃効果がほとんど期待できなくなる。その結果，口腔内の汚れは悪化し，細菌数の増加，いわゆる悪玉菌の増加が認められるようになる。

　さらに，要介護高齢者の口腔清掃の自立度にかかわる3つの構成要素（歯磨き：brushing・義歯着脱：denture wearing・うがい：mouth rinsing）[1]が低下したとき，口腔内の環境は一気に悪化するため，療養が長引くとその影響は計り知れない状態となる。

　口腔における自浄作用が低下し，口腔清掃の自立度が低下したとき，介護者による何らかの手当て（介護）が行われないかぎり，楽しい食事の入り口である口腔が，悪霊の入り口と化してしまう。

4. 口腔ケアと介護予防（図2-2）

　清掃面を重視した口腔ケアは，歯科疾患の予防や口腔を病巣とする疾患の予防に重要である。厚生労働省と日本歯科医師会では"8020運動"を展開し，80歳において20本の歯を維持することを訴えている。これは，十分な咀嚼機能の維持によって健康を維持していくことを目標とした運動である。口腔ケアの習慣化は，歯を失う2大疾患であるう蝕と歯周病の進行の抑制や予防に重要となる。また，最近，口腔内の微生物と糖尿病や心筋梗塞などの疾患との関係が明らかにされ，これらの疾患の予防につながる可能性も示されている。

　高齢者にとって肺炎は死因の多くを占め，ひとたび肺炎に罹患すると認知機能や生活機能の低下を招く。口腔ケアの継続によって肺炎やインフルエンザの発症を抑制することで，高齢者の介護予防が実践される。

　高齢者の免疫機能と深く関連する低栄養の原因はさまざまであるが，その1つに摂食・嚥下機能の低下があげられる。高齢者の摂食・嚥下機能の向上は栄養状態の改善につながり，免疫機能の向上に寄与する。つまり，感染症の予防に有効であるといえる。

　しっかりした歯とそのかみ合わせは，身体のバランスを保つのに大変重要な役割を担っている。総義歯をはずすと，歩行のスピードが落ち歩幅が小さ

転倒と口腔機能との関係

- 咬合支持がない
- 義歯を使用していない
- 重心動揺への影響
- 踏ん張りが利かない

→ 転倒

低栄養と口腔機能との関係

- 咀嚼障害
- 嚥下障害
- 低栄養

→ 要介護状態の悪化（ADLの低下, 認知機能の低下）

閉じこもりと口腔機能との関係

- 歯がない
- 義歯を使用していない
- うまく食べられない
- 見た目が悪い

→ 活動意欲の低下

誤嚥性肺炎と口腔機能との関係

口腔機能の低下, 口腔衛生自立度の低下、口腔・咽頭細菌叢の増悪
↓
嚥下機能の低下（誤嚥）
↓
食べる機能の低下（抵抗力の低下）
↓
誤嚥性肺炎

認知機能と口腔機能との関係

- 口腔への刺激不足
- 口腔の運動咀嚼, 会話不足
- 脳への刺激の低下

→ 認知機能の低下

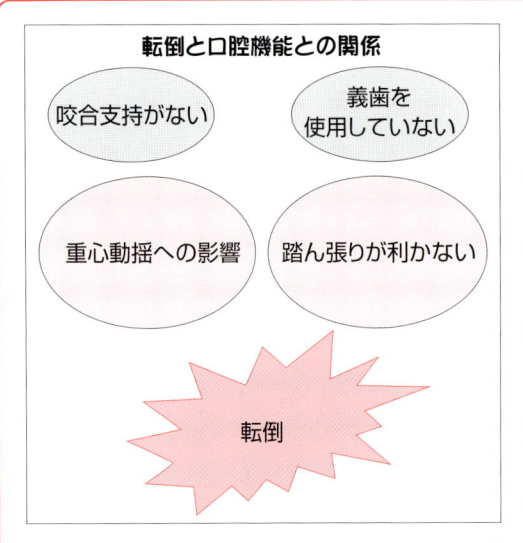

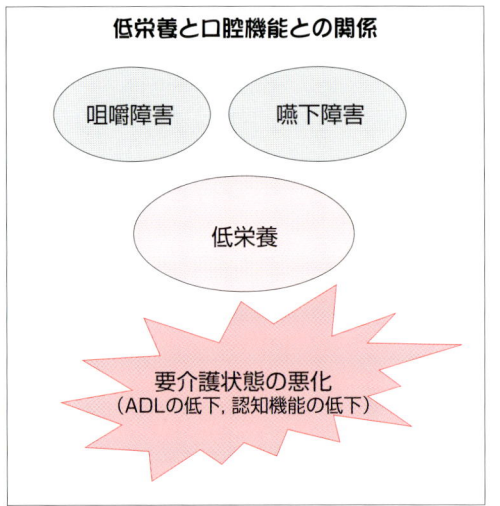

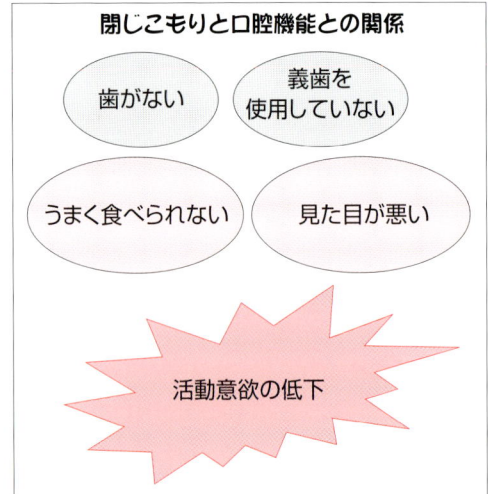

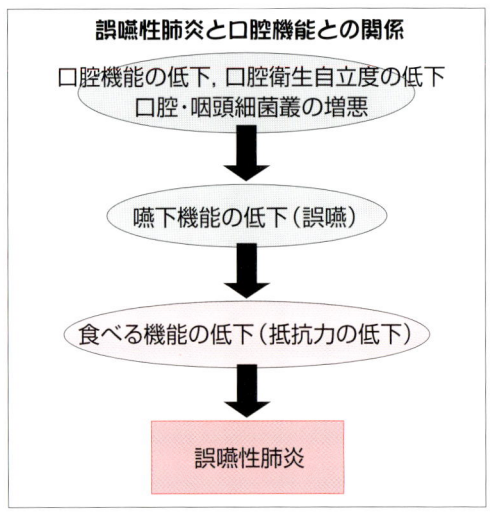

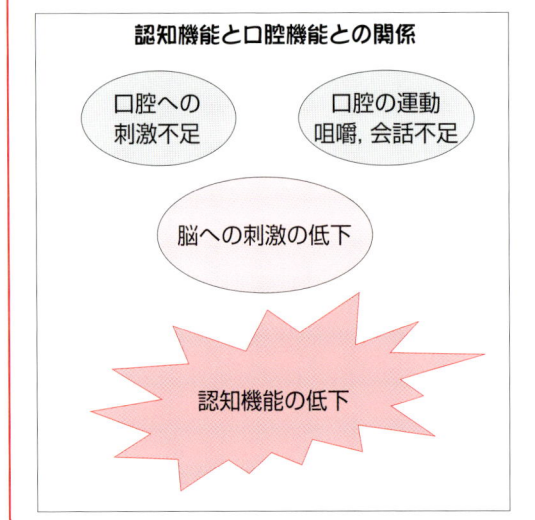

図2-2　口腔と介護予防との関係

くなるという報告があるように，かみ合わせや顎の安定は，歩行の安定につながる。また，しっかりとしたかみ合わせのない高齢者には「転ぶのが怖い」と感じている人が多く，実際に転倒事故を起こした高齢者には，かみ合わせが十分でない人が多かったというデータが報告されている。最近，著者らは，十分な口腔ケアを行うことが認知機能の低下予防につながるという研究データを示した。大脳皮質の感覚野において顔，とりわけ口が大きな位置を占めているのは，大脳皮質における機能局在を示す「ペンフィールドの図」（図2-3）をみても明らかである。そこで，口腔ケアによって加えられた刺激が口腔内の感覚器を経て脳神経を伝わり，脳に伝わり，認知機能に影響を与えるのではないかと考えられている。

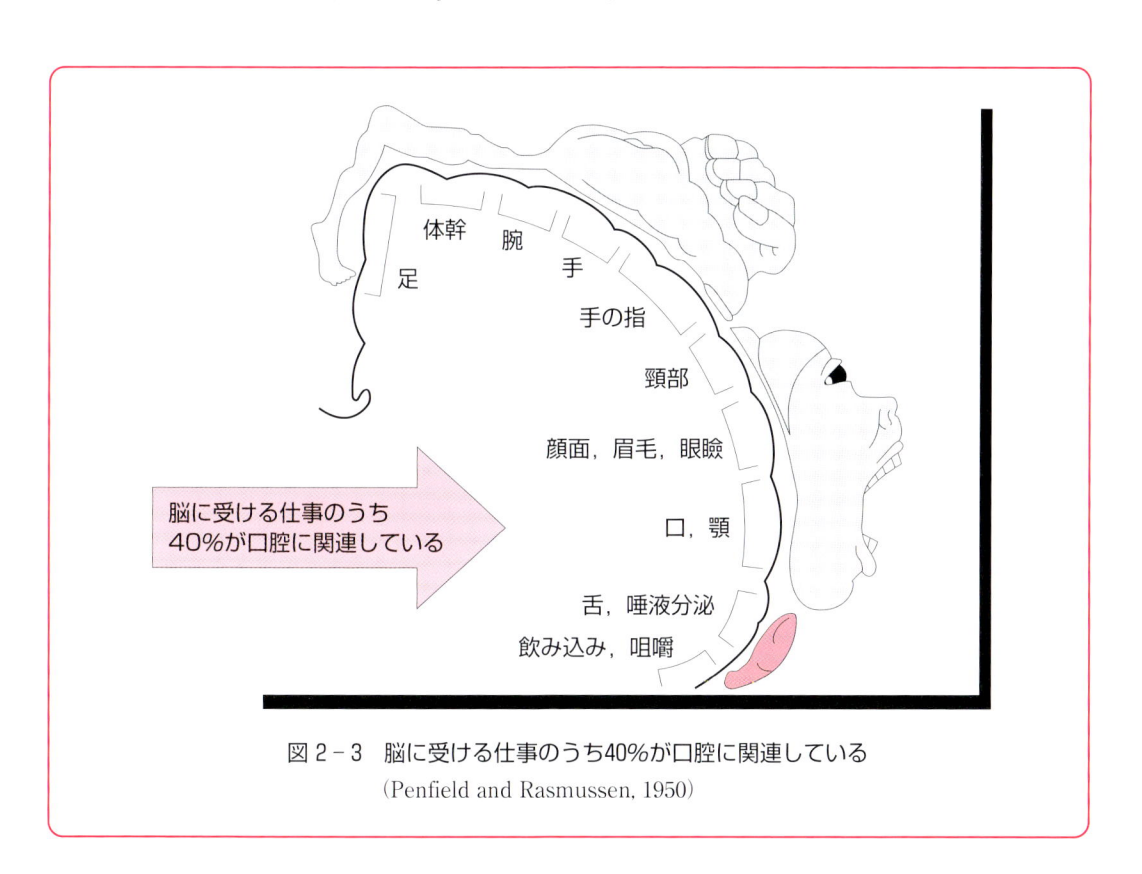

図2-3 脳に受ける仕事のうち40％が口腔に関連している
（Penfield and Rasmussen, 1950）

5. なぜ，介護予防に口腔機能向上が採用されたのか

口腔機能向上の支援が，高齢者の介護予防に重要であるとされた理由には，以下のことがあげられる。

（1）食事への関心の高さ[2]

介護保険制度では，高齢者の基本的な生活機能の「自立支援」を目的としている。そのなかでも，「食事」が基本的な生活機能と位置づけられている。そして，要介護高齢者の，日常生活における楽しみの第1位は介護の軽度，重度にかかわらず「食事」であるとの報告がある。つまり，食事の重要性がうかがわれる。食事への支援は高齢者の自立支援に必要であり，かつ，高齢者のQOLを支えるうえで非常に重要な援助であるといえる（表2-2）。

（2）気道感染予防と口腔衛生，口腔機能の関係
1）誤嚥性肺炎と口腔衛生

日本人の主な死因は，周知のとおり1位が「がん（悪性腫瘍）」，以下「心臓病」，「脳血管障害」と，この3大疾患が常に上位を占め，1958年以来変化がない。これに続くものとして「肺炎」が第4位であることをご存知であろうか。65歳の高齢者の12％，80歳の高齢者の14％が肺炎によって亡くなっている。特に80歳の高齢者では，男性においては悪性新生物に次ぎ2位となり，実に死因の17％を占めている。また，高齢者の肺炎は再発を繰り返して治りにくく，心不全を合併しやすいとされている。

この命を落とす肺炎の多くは，細菌などに汚染された唾液や食物を誤嚥することで起こる「誤嚥性肺炎」が原因であるといわれている。誤嚥とは，唾液や食物が本来飲み込まれるべき食物の道である食道ではなく，気管のなかに間違って入ってしまうことをいう。高齢者の口の衛生状態が低下すると，

表2-2 要介護高齢者の日常生活における関心事『施設で楽しいこと』について（複数回答可）

	1位	2位	3位
特別養護老人ホーム入居者 （773名）	食　事 44.8%	行事参加 28.0%	家族訪問 25.3%
老人保健施設入居者 （1,324名）	食　事 44.8%	家族訪問 40.0%	行事参加 35.2%
老人病院入院患者 （362名）	食　事 40.0%	家族訪問 39.4%	テレビ 28.3%
療養型病院入院患者 （50名）	食　事 55.1%	家族訪問 55.1%	テレビ 30.0%

出典）加藤順吉郎：福祉施設および老人病院等における住民利用者（入所者・入院患者）の意識実態調査分析結果，愛知医報，1434，2〜14（1998）

口のなかには肺炎の原因になるようないわゆる悪玉菌が増えてくる。これらが、唾液や食物とともに誤嚥によって気管や肺に入ることで、誤嚥性肺炎が起こる。

　高齢者の口腔衛生状態の悪化の原因は、口腔衛生習慣、つまり日常の歯ブラシや口腔のケア習慣の欠如や不十分さがもっとも多くを占める。また、視力の低下や上肢機能の低下による、口腔ケアをするための能力の障害もこの原因となる。

　また、口には本来、みずからきれいになろうとする作用（自浄作用）が備わっている。これは、唾液が口のなかをめぐることや食物が咀嚼によって歯や粘膜に当たること、また、咀嚼や嚥下、会話の際に、頰の粘膜や舌が動くことによって起こる作用である。この作用は、機能が十分な人にはある程度の効果が期待できるが、口腔機能が低下した人にはほとんど期待できない。つまり、口腔機能が低下した人は、口腔衛生が保てないハイリスク者といえる。

　継続的な口腔ケアを行うことで、誤嚥性肺炎の予防に有効であるということは、研究によって明らかとなっている[3),4)]。これらの結果は、口腔ケアによって、肺炎発症を40％減少させること、さらに、肺炎による死亡率を50％に減少させることを示しており、「介護予防」における口腔ケア（口腔機能向上）の地位を不動のものにしている（図2-4、2-5）。

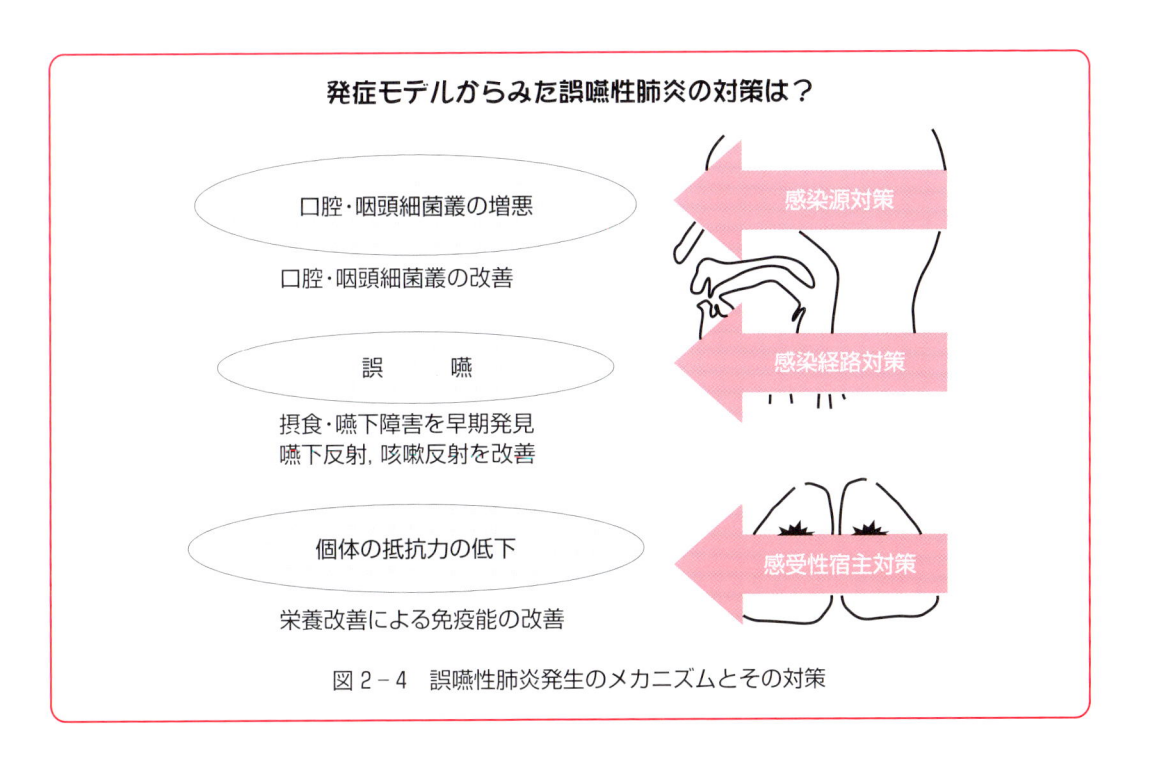

図2-4　誤嚥性肺炎発生のメカニズムとその対策

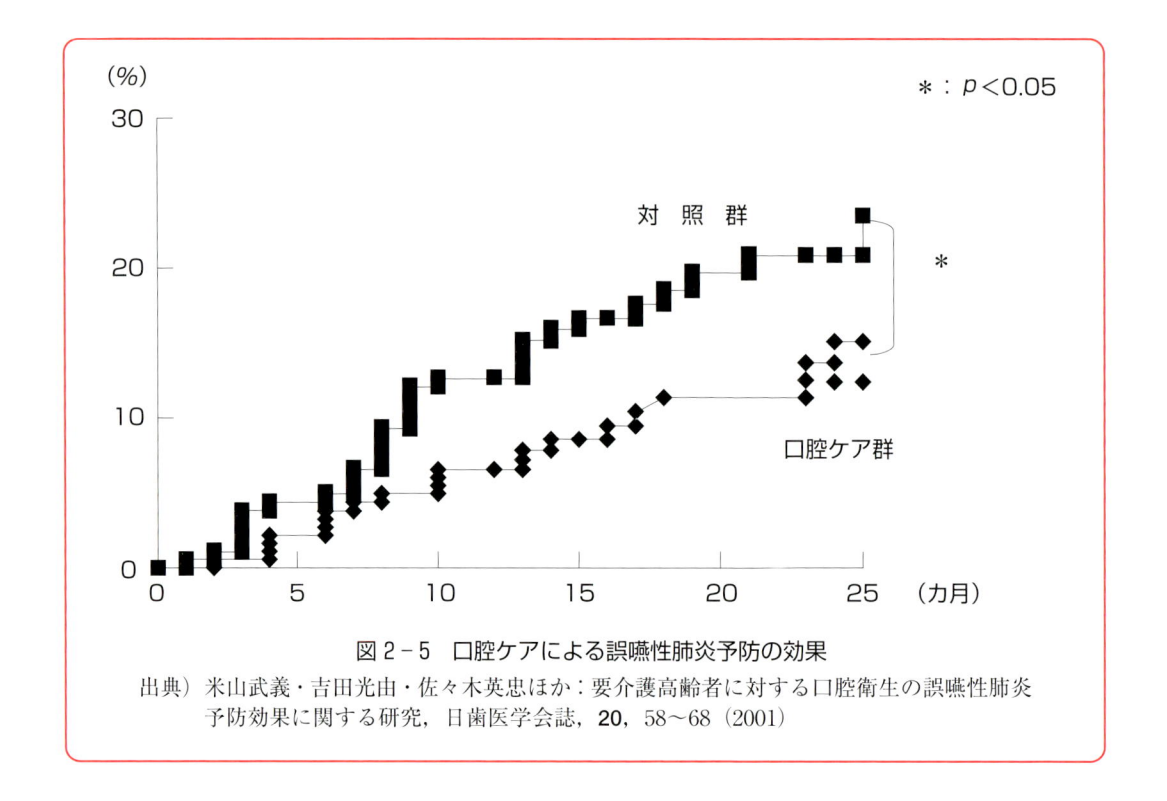

図2-5 口腔ケアによる誤嚥性肺炎予防の効果
出典）米山武義・吉田光由・佐々木英忠ほか：要介護高齢者に対する口腔衛生の誤嚥性肺炎予防効果に関する研究，日歯医学会誌，**20**，58～68（2001）

2）誤嚥性肺炎と嚥下反射，咳反射

　先にも述べたように，誤嚥性肺炎は，口のなかの細菌に汚染された唾液や食物が誤嚥されることによって引き起こされる。高齢者でも，睡眠中に1時間あたり6～18mlの唾液が分泌されている。しかしこれらは，無意識のうちに嚥下され，誤嚥することはまれである。これは，人の生体には本来，誤嚥を防ぐメカニズムが備わっているためである。この誤嚥を防ぐしくみに主要なものが2つある。1つは食物を飲み込むときにはたらく嚥下反射，もう1つは気管，気管支内に入り込もうとする異物を押し出そうとする（喀出）ことに関連する咳反射である。特に，嚥下反射の障害は，不顕性誤嚥の主要な原因になる。例えば，不顕性誤嚥（むせなどが起こらず見逃される可能性のある誤嚥）のある人では，口腔内に唾液がたまっていても，それをたまっていると感知できず，嚥下反射が起こらない。このような人では咳反射も低下している。

　最近，この2つの反射の改善に口腔ケア（口腔清掃）が有効であることが示された。それは，1カ月間にわたる集中的な口腔ケアの提供によって，嚥下反射の改善がみられたこと[5]（図2-6）と，咳を起こさせる物質への反応が改善したこと[6]（図2-7）を示した研究によるものである。口腔清掃を中心とした口腔ケアは，感染源対策としての細菌の除去ばかりでなく嚥下反射や咳嗽反射を活性化する感染経路対策としても有効であることが示された。

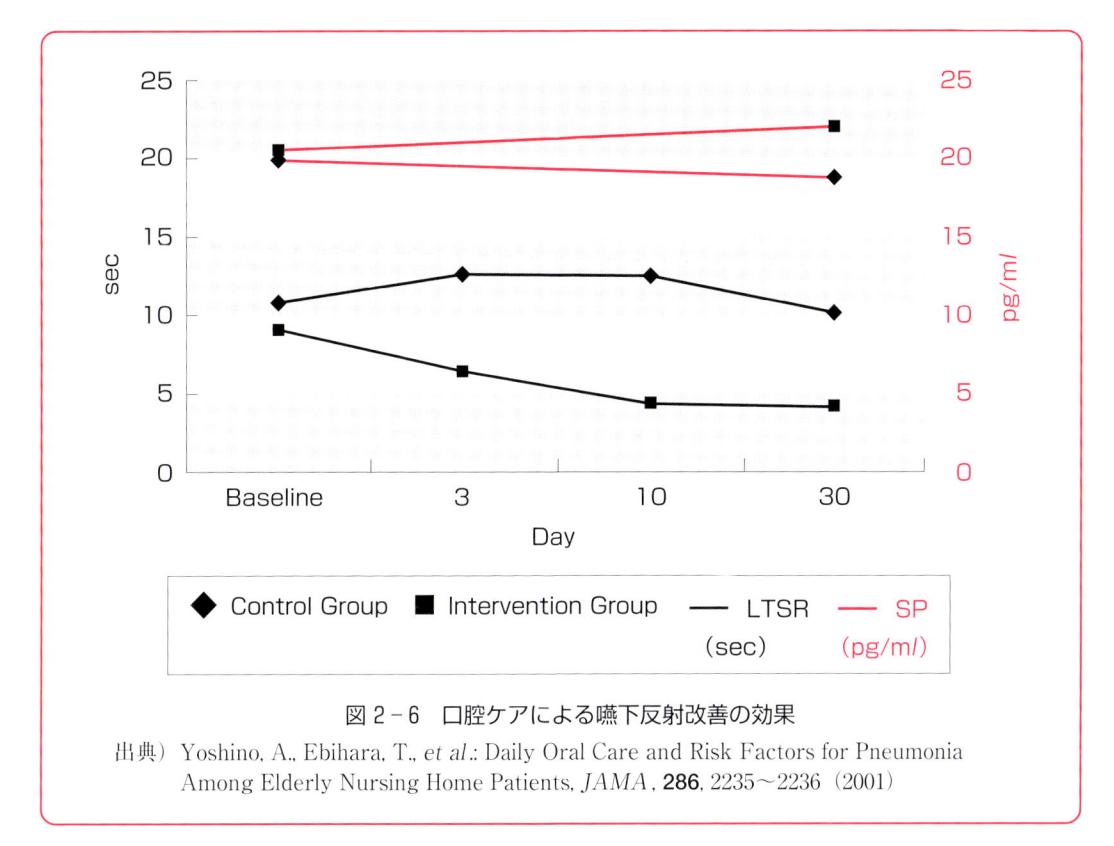

図 2-6 口腔ケアによる嚥下反射改善の効果

出典) Yoshino, A., Ebihara, T., *et al*.: Daily Oral Care and Risk Factors for Pneumonia Among Elderly Nursing Home Patients, *JAMA*, **286**, 2235〜2236 (2001)

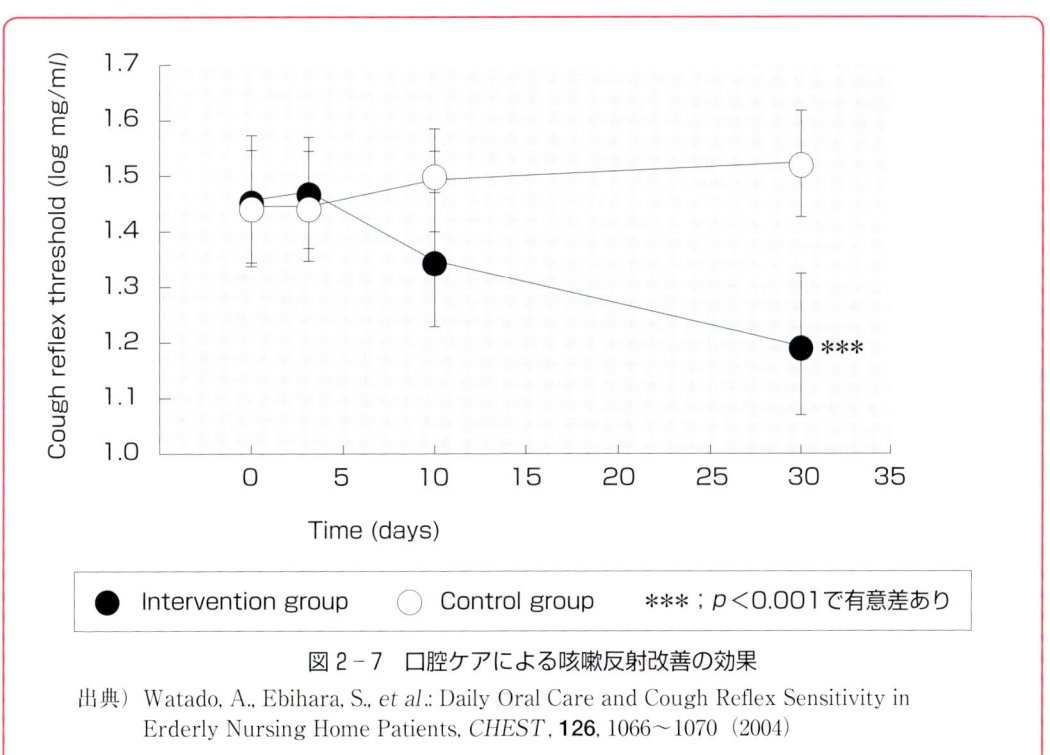

図 2-7 口腔ケアによる咳嗽反射改善の効果

***; $p<0.001$ で有意差あり

出典) Watado, A., Ebihara, S., *et al*.: Daily Oral Care and Cough Reflex Sensitivity in Erderly Nursing Home Patients, *CHEST*, **126**, 1066〜1070 (2004)

3）誤嚥性肺炎と低栄養

　高齢者ばかりでなく健康な成人においても，夜間などを中心に，わずかではあるが不顕性誤嚥を起こしているといわれている。しかし，健康な成人が誤嚥性肺炎を発症しないのは，何より，病気に打ち克つ免疫力をもっているからである。免疫力の源の一部である細胞性免疫は，栄養状態に左右されるといわれている。現在，日本において施設などで介護を受けている人の約4割，在宅で介護を受けている人の約3割が，低栄養状態に瀕しているといわれている[7]（図2-8）。にわかに信じがたいであろう。ダイエットブームが世の中を席捲し，それにかかわる業界はこの世の春といった状況では無理もない。しかし，このデータは真実であるため，高齢者の介護にかかわる人たちは特にこの事実をよく理解しておかなければならない。誤嚥性肺炎は，栄養障害があり免疫力の低下した高齢者に容赦なく襲いかかる。

　高齢者の栄養障害には多くの原因があげられる。基礎代謝や運動量の低下からくる必要エネルギー量の低下，そして引き続く食欲の不振などがこれにあたる。また，加齢によるたんぱく合成能の低下もこれらに影響を与える。歯の喪失や嚥下障害，口腔機能の低下も食べる機能の低下を招き，栄養障害

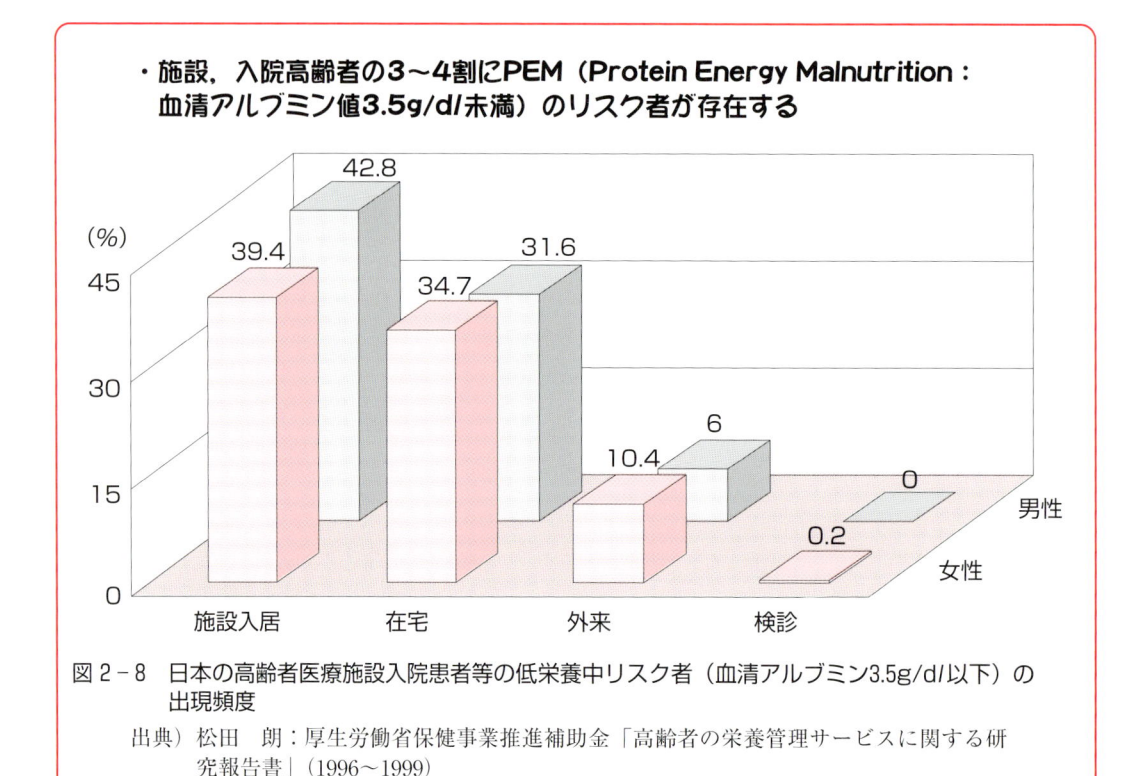

・施設，入院高齢者の3～4割にPEM（Protein Energy Malnutrition：血清アルブミン値3.5g/dl未満）のリスク者が存在する

	施設入居	在宅	外来	検診
男性	39.4	34.7	10.4	0.2
女性	42.8	31.6	6	0

図2-8　日本の高齢者医療施設入院患者等の低栄養中リスク者（血清アルブミン3.5g/dl以下）の出現頻度
　　出典）松田　朗：厚生労働省保健事業推進補助金「高齢者の栄養管理サービスに関する研究報告書」（1996～1999）

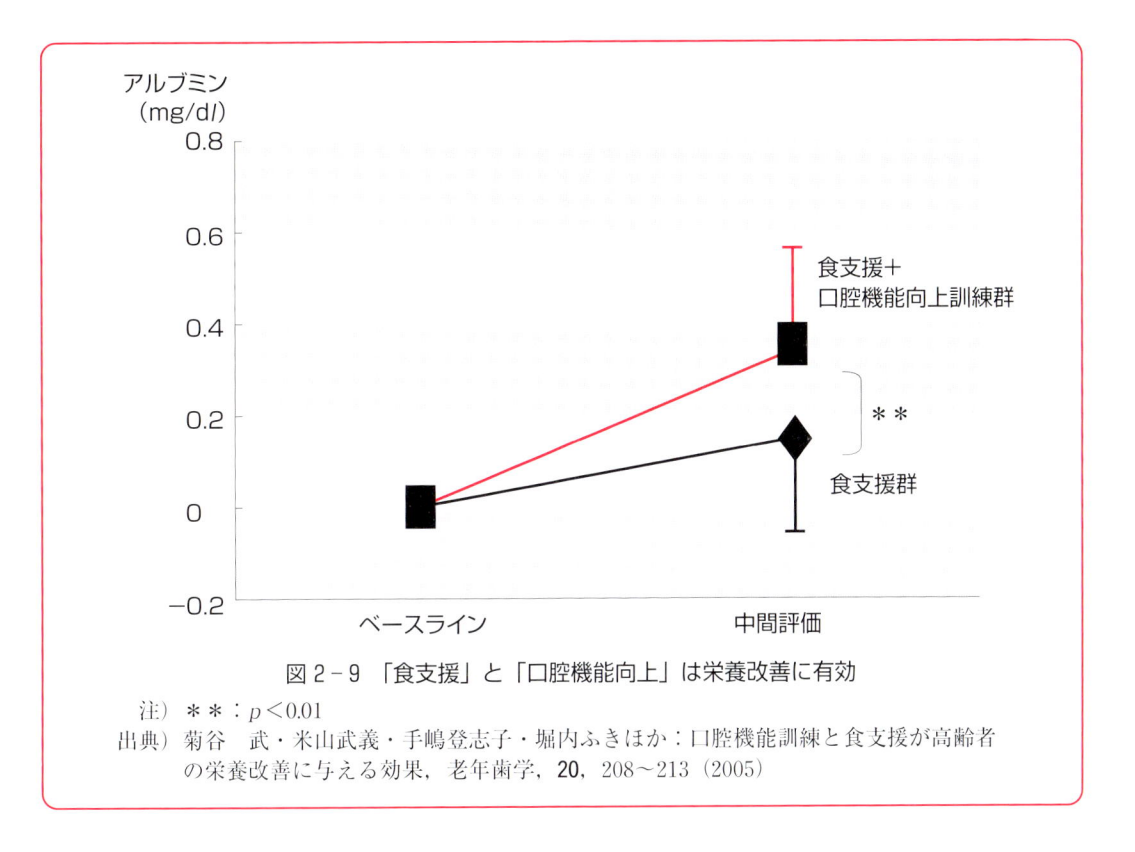

図2-9 「食支援」と「口腔機能向上」は栄養改善に有効

注）＊＊：$p<0.01$
出典）菊谷　武・米山武義・手嶋登志子・堀内ふきほか：口腔機能訓練と食支援が高齢者の栄養改善に与える効果，老年歯学，**20**，208～213（2005）

の主要な原因となる。栄養障害を改善する意味からも口腔機能の重要性がみえてくる。

　栄養改善を目的に軽度に低栄養状態を示していた人に対して，口腔機能向上を目的に口腔機能向上トレーニングを行うとともに，食環境の整備や食への意欲を引き出すための食支援を2カ月間行った[8]（図2-9）。その結果，血清アルブミン値が有意に上昇を示した。食支援を単独で行ったグループに比べて，口腔機能向上トレーニングを併せて行ったグループのほうが有意な上昇を示していた。高齢者の栄養改善には，「食支援」と「口腔機能向上」を併せて行うことが重要であることが明らかになっている。

　以上のように，清掃面を強調した口腔ケアと，機能面を強調した口腔ケアをプログラムにもつ「口腔機能向上」は誤嚥性肺炎の予防に対し，感染源対策，感染経路対策，感受性宿主対策の観点からも有効に作用することが示されている（図2-10）。

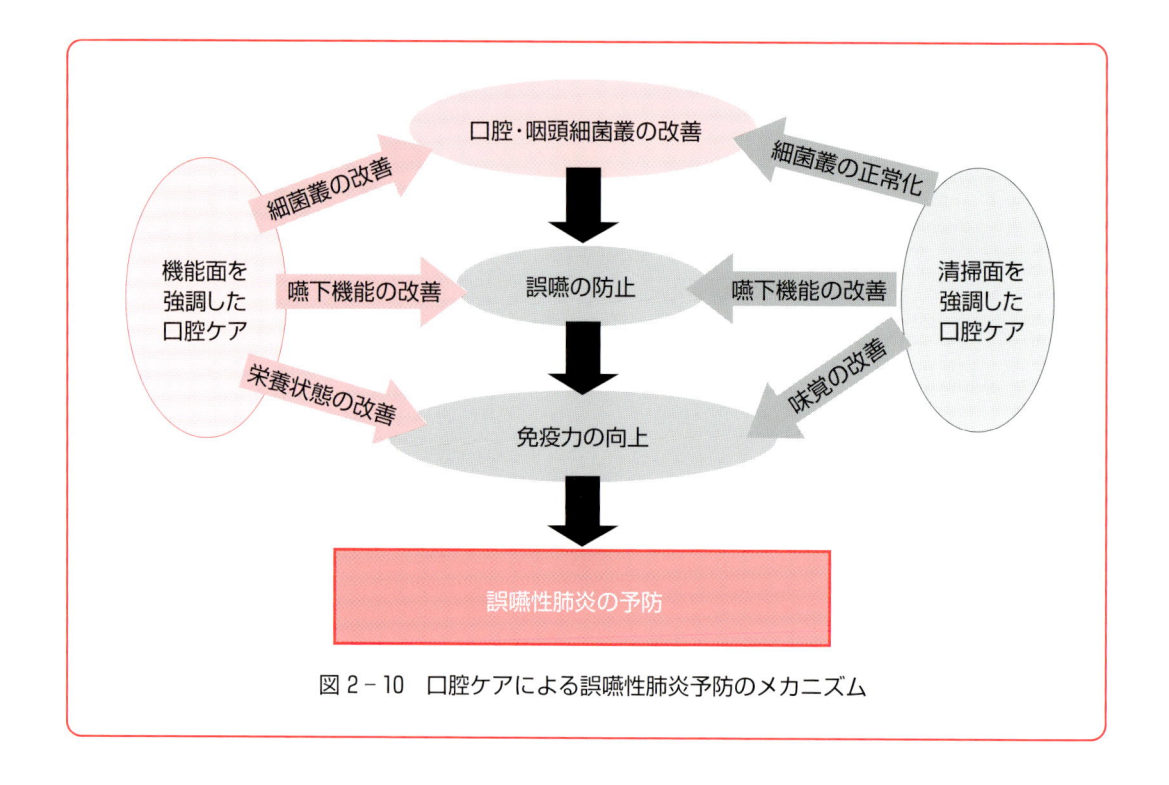

図2-10 口腔ケアによる誤嚥性肺炎予防のメカニズム

（3）窒息と口腔機能との関連

　1999年度厚生省人口動態統計によると，家庭内での不慮の事故で亡くなる65歳以上の高齢者は2万4,195人に及び，このうち，窒息による死亡者数は6,881人でもっとも多く，1/3を占めている。1997年の調査に比較して交通事故は減少傾向にあるものの，窒息などの家庭内での事故は増加傾向にある。このなかでも，窒息による死亡は実際にはこれより多いものと推察されている。また，死に至らなくても多くの窒息事故が発生しており，介護の現場などで大きな問題となっている。

　著者らが行った在宅要介護高齢者に対する調査では，対象者の約10％がこの1年間に窒息の経験をもっていた。窒息の原因となった食物は多い順に，ご飯，肉類，果物や野菜であった。2004年の三が日において東京都内で20人が窒息死した原因である「餅」も5番目に多い結果となった（図2-11）。

　ここで，どのような人が窒息を起こしやすかったかの調査をすると，脳卒中の既往のある人とともに，口腔機能が低下している人が正常である人に比べて，3倍以上も窒息を起こしやすいという結果となった。では，高齢者の窒息事故を防ぐにはどのような対策が必要であろうか。

　交通事故が怖いからといって高齢者の外出を禁止したり，転倒事故が怖いからといって高齢者をみんな車いすに乗せてしまったりすることがナンセンスであるように，窒息事故が怖いからといって，口から食べさせない，また

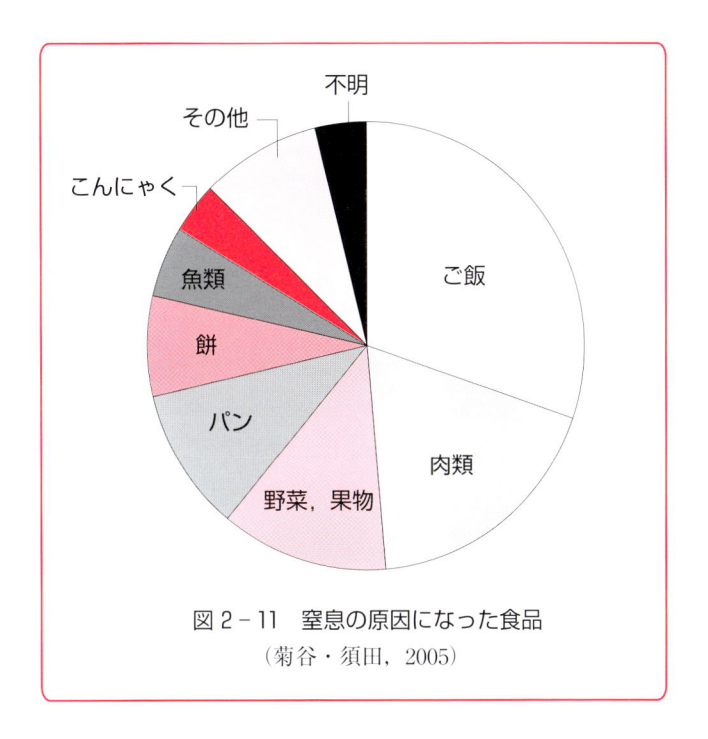

図 2-11　窒息の原因になった食品
（菊谷・須田，2005）

は窒息事故の恐れの少ないミキサー食を食べさせるわけにはいかない。高齢者の咀嚼機能や嚥下機能などの口腔機能を適正に判断し，機能に合った食事を安全においしく提供しなければならない。また，機能の低下がみられている人を早期に発見し，機能が向上するための訓練を行ったり，注意を喚起したりする必要がある。

❷ 口腔機能向上プログラムでは何をしなければならないのか

1. 参加者応募にあたっての留意点

　高齢になると歯の喪失や義歯の不適合などとあいまって，徐々に口腔機能は低下する。この低下が緩やかであるがゆえに，高齢者の多くはその低下に気がつかず，「年だからしょうがない」，「義歯だから仕方がない」と思っている人が多くなる。一方，口腔機能が低下しているにもかかわらず，機能が正常な若いときに食べてきたような食物を相当な速さで食べる人もいる。これらの人に，みずからの口腔機能が低下している実態を理解させ，また，改善に向けての方法を伝え，実践させなければならない。

　地域支援事業などにおいて，口腔機能の重要さを訴え，「口腔機能向上トレーニングコース」の募集をしても，もとから比較的口腔機能が維持され，口腔衛生習慣が保たれている人が応募し，自分の口腔の健康を確かめることを目的に集まる場合も少なくない。これでは，本来，このサービスの提供が必要な人たちに届けることができない。そこで，口腔機能に関する一定のアセスメントを行い，リスクの高い人びとに的確にかかわるようにしていかなければならない。

2. 参加者に主体性をもたせる必要性

　口腔機能向上プログラムにかぎらず，介護予防のプログラムにとって重要なことは，強い動機づけを参加者に与えることである。つまり，口腔機能や口腔内の清潔にかかわる問題を正しく理解させ，プログラムに対して明確な目的をもたせる必要がある。これらの問題が，高齢者の健康にいかにかかわっているのか，高齢者がいきいきと生活するためには口腔の機能が維持されていなければならないということを，強く印象づけなければならない。この，動機づけは，口腔機能向上プログラムへの参加が主体性のある積極的なものにするために重要である。また，多くの研究で裏づけされているように，高齢者の機能の改善は正しい理論に基づいた機能訓練を実施すれば，比較的その結果が得られやすいといえる。しかし，機能訓練等を中止した場合，すぐさま機能の低下を示し，もとの状態に戻ってしまうことも事実である。介護保険を中心とした介護予防の取り組みにおいて，数カ月のプログラムが想定されるが，このかかわりだけであれば，一時的な機能向上に終わってしまう可能性がある。

　口腔の廃用症候群を防ぎ，口腔衛生状態を守り，食を中心とした生活機能を守るためには，生涯にわたった，口腔機能向上トレーニングと口腔衛生状態の維持が必要になってくる。

3．プログラム実施にあたって必要なこと

1）個別に十分アセスメントを行う
日常生活における問題（かみにくい，むせる，食べこぼすなど）と口腔機能の低下との関係を明らかにする。

2）アイスブレーキング
プログラム初日，グループ内での参加者間の緊張を解きほぐすために自己紹介などしてアイスブレーキングに努める。

3）個への配慮
口腔内はきわめてプライベートな部位である。例えば義歯を装着していることを他人に知られたくない，義歯をはずした顔をみられたくないなどの意見が出ることが多い。十分な配慮が必要である。

4）グルーピングの重要性
プログラム参加者の口腔機能，身体機能，精神機能はさまざまである。アセスメント時や，機能訓練時においてはなるべく同一の機能をもつ人を集め，グルーピングを行い，実施することが望まれる。競争意識はプログラム遂行にあたり，正の動機づけにも，負の動機づけにも作用する。

5）プログラムへの参加意欲をもたせる
① トレーニングを通じて生活改善が得られた事例を具体的に説明する。
② 口腔機能に合わせてグループ編成し，口腔機能への不安や気遣いを少なくする。
③ トレーニングでありながら楽しいプログラムであることを実感させるためにレクリエーション的要素を加味する。
④ 前回より改善した点をみつけて励まし自信をつける。

6）モチベーションの維持のために
「口腔機能豆知識」などの印刷体を参加期間中に配布する（参考資料，pp.94〜98参照）。これらを読むことで，口腔機能や口腔衛生の重要性を再認識してもらう。これは，参加者家族にプログラムの内容を理解させることにもつながるため，家庭でのプログラムを遂行しやすくする。

4. モチベーションについて

（1）口腔機能の衛生に対するモチベーション

　介護予防のプログラムを効果よく遂行するためには，口腔機能や口腔内の清潔にかかわる問題をいかに知ってもらうかが鍵となる。高齢者は自分の歯を失っている人が多く，それを補うために義歯を装着しているが，自分の歯の数が多い人と少ない人ではどちらがきれいに口を保っているかといえば，自分の歯の数が少ない人ほど，口腔衛生状態が悪化している傾向がみられる。普段歯を磨く習慣がないから，また，磨けていなかったから，その結果，歯を失ったのだとの見方もできるが，もう歯が少ないのだからとあきらめて，かえって無頓着になっている人が多いのも事実である。

　歯のない人や歯の少ない人が歯や口の手入れをしなくなる原因には，口腔ケアの目的がう蝕予防や歯周病予防であると考えている人が多いからだと思われる。介護予防における口腔ケアの目的は，肺炎予防やインフルエンザ予防などの気道感染予防が主体であって，どちらかというと，う蝕や歯周病の予防を目的にしたものではない（図2-12，2-13）。口腔ケアの目的がう蝕や歯周病の予防であるとしたなら，歯が少なくなってしまった人や，無歯顎の人たちは関係ないということになってしまい，これらの人たちには口腔衛生の習慣づけを行うことができない。口腔ケアの目的は「気道感染予防」であるということを意識づける必要がある。

（2）口腔機能に対するモチベーション

　口腔機能の老化による減退の速度は，全身のさまざまな機能に比べて比較的緩やかであるといわれている。これは，口腔の主な役割が食べることによる栄養摂取であると考えると，合理的であるといえる。また，食べること，しゃべることはあまりに日常的な事象であるがゆえに，その機能について省みられることが少ないのも現実である。これらが，機能の減退が口腔に起こっていてもあまり気づくことがなく経過する原因であるとも考えられる。口腔機能の低下をいち早く発見し，口腔機能の低下が原因で起こるさまざまな問題について理解を深める必要がある。

　義歯だから仕方がない，義歯はかめないのがあたりまえと思っている高齢者に口腔機能の減退が引き起こす低栄養や窒息，口腔衛生状態の悪化などを理解させることが重要となる。この対策として，本プログラムの有用性を理解させる必要がある。場合によっては義歯の作成や調整を中心とした咬合の維持を目的とした歯科医療機関の受診を促す必要もある。

図2-12 成人に対する口腔ケア

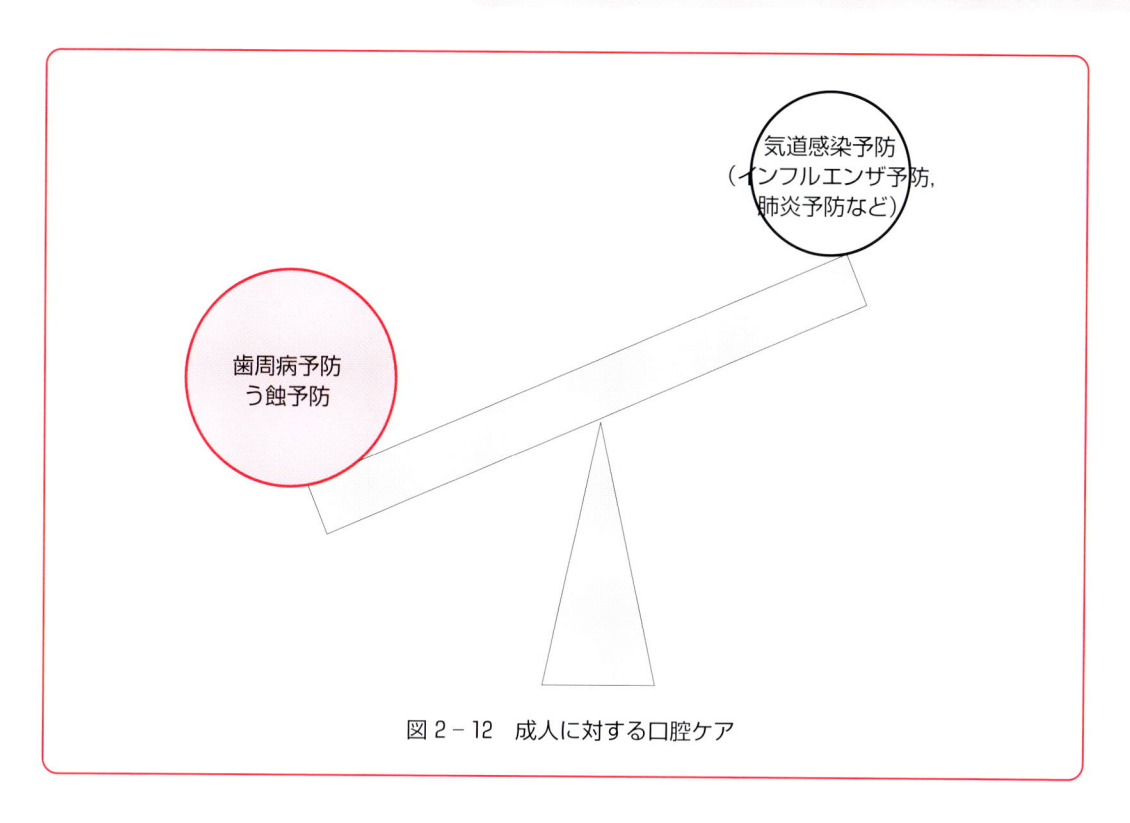

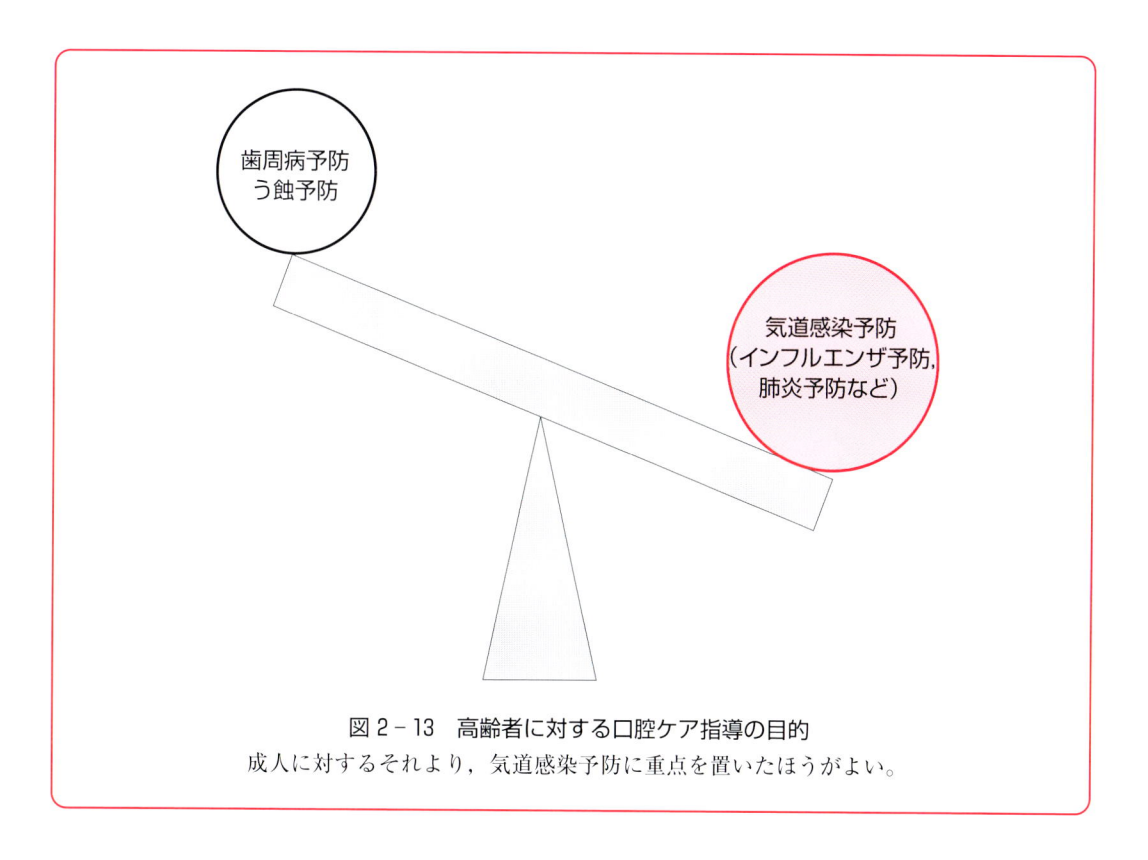

図2-13 高齢者に対する口腔ケア指導の目的
成人に対するそれより,気道感染予防に重点を置いたほうがよい。

5. 介入効果の効果測定の留意点

　介護予防における口腔機能向上プログラムの介入効果の測定において，本プログラムが医療モデルではなく生活機能モデルとして対応することが必要である。医療モデルにおいては，プログラムの効果として，後に述べる機能の評価において向上がみられ（例えば，RSSTの回数が増加したなど），その結果，摂食・嚥下障害が軽症化や治癒に向かったということが求められる。一方，生活機能モデルにおいては，機能評価において向上を示した事実よりも，介入の結果，「食事がおいしく食べられ，楽しい生活が送れるようになった」などといった，生活に根ざした結果が求められる。

　また，本プログラムは，みずからの口腔の不健康さの認識のない人に対し，「気づき」を与え，健康への取り組みを促すものである。したがって，アンケートや問診において機能低下の自覚がなかった人が，プログラムを通じて自覚することは，本プログラムの効果が示されたといえる。例えば，「むせ」の有無に対し，プログラム開始時において「ない」と答えていた参加者が，終了時に「ある」と答えたとしても，観察評価にて参加当初より「むせ」が観察されていれば，その結果は，参加者がみずからの嚥下障害の兆候に気づいたととらえるべきで，決して，悪化した結果ではないとしなければならない。この意味からも，機能評価や口腔衛生評価においては，アンケートや問診にのみ頼らず，観察項目などによる専門職による客観的評価を併用し，総合的に評価するべきである。

6. 歯科医療機関やほかの医療機関との連携

　口腔機能の向上には，歯科疾患の改善なくてはなし得ないケースが少なからず存在する。

　以下の状態が口腔内に認められるときは，歯科医療機関への受診が必要であるので，参加者の同意のうえ，かかりつけ歯科医療機関や協力歯科医療機関へ紹介するべきである。

① 口腔ケアの際に歯肉や口腔粘膜から出血が認められるとき。
② 動揺の著しい歯が存在するとき。
③ 義歯の破損が認められたとき。
④ 咬合時（かみ合わせたとき）に疼痛を訴えるとき。
⑤ 開口時に疼痛を訴えるとき。

　また，歯周疾患や歯髄疾患など急性発作を示している恐れのあるときは，本プログラムによってこれらの疾患の増悪も起こり得るため，まず，かかりつけ歯科医療機関との連携を図り，診断に基づいた指示を仰ぐべきである。さらに，介護度が比較的軽度な人は，介護認定を受ける期間が開いている場合が多く，実際には相当に生活機能や口腔機能が低下している場合も多い。

また，高齢者はわずかな期間においても急に疾患が発症し，その結果，口腔機能低下の症状を示す場合があるので，そのようなケースにおいては歯科医療機関はじめ関連医療機関での対応が相応しい場合もある。

口腔機能向上訓練にあたって下記の要件等を満たす場合においては，参加者の訓練の実施を中止すべきである。

① 介護認定において要支援，介護度1と認定された人の原因疾患は，脳血管障害，パーキンソン病などの脳疾患，転倒・骨折，関節疾患，高齢による衰弱であり，偶発的な転倒による骨折や頭部外傷，心筋梗塞や狭心症などの虚血性心疾患，脳血管障害の発生のリスクも高いことから十分な注意が必要である。
② 訓練開始にあたり当日の体調を十分聴取し，本人が健康不安を訴える場合やバイタルサイン（血圧や脈拍など）の評価の結果，問題ありとされた人には，当日のプログラムの参加を躊躇なく中止するべきである。
③ 整形外科的疾患（頸椎症など）で首の前後屈運動などが禁止されている人には，頸部の運動訓練を行わない。
④ 小脳症状をもつ疾患（脊髄小脳変性症など）をもつ人には，首の旋回運動や後屈運動によってめまいを生じることがあるので行わない。

【参 考 文 献】

1) 寝たきり者の口腔衛生指導マニュアル作成委員会・厚生省老人保健福祉局老人保健課監修：寝たきり者の口腔衛生指導マニュアル，新企画出版・東京（1993）
2) 加藤順吉郎：福祉施設および老人病院等における住民利用者（入所者・入院患者）の意識実態調査分析結果，愛知医報，**1434**，2～14（1998）
3) Yoneyama, T., Yoshida, M., Matsui, T. and Sasaki, H.: Oral care and pneumonia, Lancet, **345**, 515（1999）
4) 米山武義・吉田光由・佐々木英忠ほか：要介護高齢者に対する口腔衛生の誤嚥性肺炎予防効果に関する研究，日歯医学会誌，**20**，58～68（2001）
5) Yoshino, A., Ebihara, T., et al.: Daily Oral Care and Risk Factors for Pneumonia Among Elderly Nursing Home Patients, JAMA, **286**, 2235～2236（2001）
6) Watado, A., Ebihara, S., et al.: Daily Oral Care and Cough Reflex Sensitivity in Elderly Nursing Home Patients, CHEST, **126**, 1066～1070（2004）
7) 松田　朗：厚生労働省保健事業推進補助金「高齢者の栄養管理サービスに関する研究報告書」（1996～1999）
8) 菊谷　武・米山武義・手嶋登志子・堀内ふきほか：口腔機能訓練と食支援が高齢者の栄養改善に与える効果，老年歯学，**20**，208～213（2005）

第3章

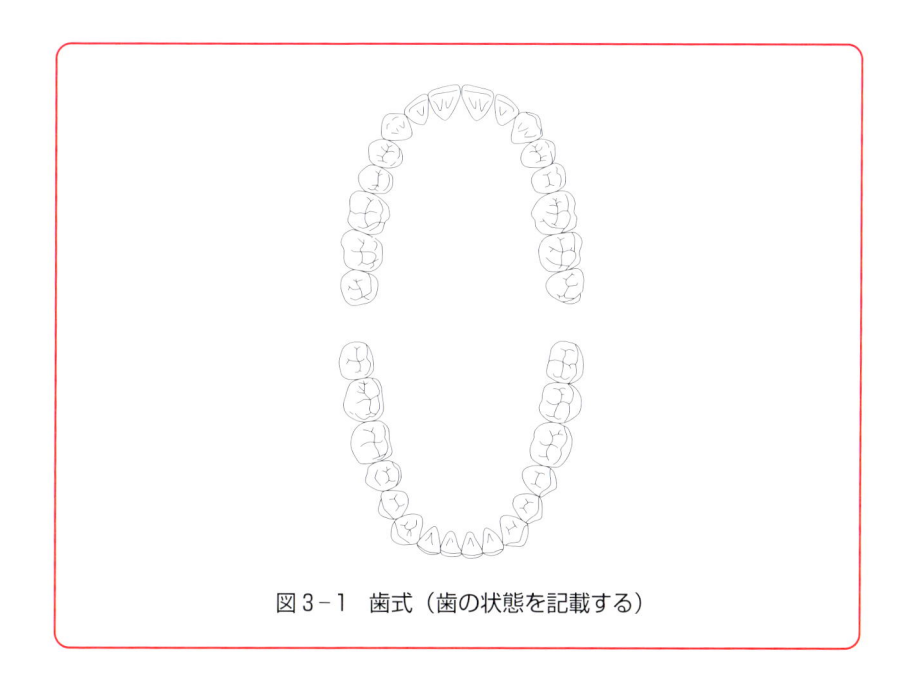

評 価 法

1 歯の状態と口腔衛生のアセスメント

　この項では，歯や口腔の状態，口腔衛生や口腔機能のアセスメント方法について解説する。保健センター，デイサービスセンターやデイケアセンターなどで行う評価で必要な条件は以下のとおりである。
　① 安全に行えること。　② 高価な機器等を必要としないこと。
　③ 評価の内容を参加者に伝えやすく，施行しやすいこと。
　④ 十分な根拠のある評価方法であること。

1. 歯の状態の評価

（1）現在歯の状態，補綴物の形態

　現在歯の状態や，補綴物（義歯）の形態を図示する（図3−1）。
　そこから，①現在歯数，②機能歯数，③現在歯，機能歯による咬合関係を評価する（表3−1）。

図3−1　歯式（歯の状態を記載する）

表3-1 歯の状態と口腔衛生のアセスメント票

1．歯の状態の評価		
1）現在歯数	（　　　歯）	
2）機能歯数	（　　　歯）	
3）咬合状態		
（現在歯）	1．両側の臼歯	2．片側の臼歯のみ
	3．前歯のみ	4．なし
（機能歯）	1．両側の臼歯	2．片側の臼歯のみ
	3．前歯のみ	4．なし
2．義歯の使用状況		
1）上　顎	1．使用している　　2．食事のときのみ使用している	
	3．食事以外使用している　4．あるけど使用していない	
	5．もっていない	
2）下　顎	1．使用している　　2．食事のときのみ使用している	
	3．食事以外使用している　4．あるけど使用していない	
	5．もっていない	
3．清掃状況		
1）口腔内	0：きれい　　1：普通　　2：汚い　　3：とても汚い	
2）舌　苔	0：なし　　1：少量　　2：中程度　　3：多量	
3）義　歯	0．非常に清潔に保たれている　　1．おおむね清潔	
	2．食物残渣がみられる	
	3．多量の食物残渣やプラークがみられる　　4．判定不能	
4．口腔衛生習慣		
1）い　つ	1．朝食前（歯磨き・うがい）2．朝食後（歯磨き・うがい）	
	3．昼食後（歯磨き・うがい）4．間食後（歯磨き・うがい）	
	5．夕食後（歯磨き・うがい）6．就寝前（歯磨き・うがい）	
	7．その他（　　　　　　　　　　　　）	
2）回　数	回／日	
3）使用器具		
（歯・口腔内）	1．歯ブラシ　　2．歯間ブラシ　　3．歯磨剤	
（うがい）	1．含嗽剤　2．水　3．お茶	
	4．その他（　　　　　　　　　　　）	
（義　歯）	1．義歯ブラシ　　2．歯ブラシ　　3．義歯用洗浄剤	
5．その他		
1）口腔乾燥状態	0：正　常（0度）[*1]　　1：軽　度（1度）[*2]	
	2：中程度（2度）[*3]　　3：重　度（3度）[*4]	
2）口　臭	0：なし　　口臭を感じない	
	1：低　度　　少し，口臭を感じる	
	2：中程度　　明確に口臭を感じる	
	3：重　度　　かなり口臭を感じる	

[*1] 口腔乾燥や唾液の粘性亢進はない　　[*2] 唾液が粘性亢進，やや唾液が少ない，唾液が糸を引く
[*3] 唾液がきわめて少ない，細かい泡がみられる　　[*4] 唾液が舌粘膜上にみられない

1）現在（残存）歯数

いわゆる健康な歯の数を数える。小さなう蝕や軽度の歯周炎（歯槽膿漏症）にかかった歯，クラウン（金属冠），インレー（金属の詰め物）を入れた歯などかみ合う高さまで達している歯の数を数える。動揺の著しい歯や大きなう蝕で根だけになってしまっている歯（残根歯）は含めない。

2）機能歯数

ブリッジによって回復された歯，義歯によって補綴された歯の数を加え，残存歯数を加えたもの。かむことに参加（機能）している歯の総数に相当する。

【例】

① 残存歯として上の歯が0歯，下の歯が10歯の人が，上の総義歯だけ装着している場合には，残存歯数10歯，機能歯数24歯となる。

② 残存歯が1歯もなくても上下に総義歯が装着されている場合は，残存歯は0歯，機能歯数は28歯となる。

3）残存歯の咬合関係

かむ能力は現在歯数や機能歯数だけによるものではない。上下の歯，特に臼歯部（奥歯）がしっかりかみ合っているかが重要となる。特に先に評価した残存歯同士がかみ合っているかが，かむ能力にもっとも大きな影響を与える。ただし，ブリッジや義歯などの補綴装置によって回復された後の咬合関係を評価することも重要である。残存歯のみの状態と補綴歯をも含めた機能歯の状態の両方で咬合関係を評価する。

この場合，特にかむ能力として優れているのは臼歯部であるので，上下の臼歯部が左右ともしっかりかみ合っている場合が良好な状態といえる。

（2）義歯の使用状況

高齢者は歯を失っている人が多く，咀嚼能力の低下している場合が多くみられる。歯を失うと，義歯などでその歯を補うこととなるが，歯を失っていても義歯を使用していない人の割合は徐々に増加している。また，義歯の役目として第一義的には咀嚼能力の回復があげられるが，社会参加への鍵となる審美性の問題，発音能力の回復からみても重要である。

2 口腔の衛生状態，口腔衛生習慣のアセスメント

(1) 口腔内の衛生状態のアセスメント

　歯科医院など医療機関における口腔の衛生状態の評価にはデンタルプラークなどの付着状況を1歯1歯評価する方法が一般的であるが，通所介護施設等で行う評価は，環境面やその目的を考慮するときわめて簡便な方法が望まれる。ここで紹介するものは，客観的な指標ではなくあくまでも評価者による主観的なものが中心となる。しかし，短時間のうちにその状態を評価し，介護予防プログラムに反映し，プログラムの再評価を行うために使用するツールとしては十分なものと考える。

1) 口腔内衛生状態のアセスメント

① **口腔内清掃状況**　歯，口腔前庭部を順次観察し，0：きれい，1：普通，2：汚い，3：とても汚い　の4段階で評価する。

　　0：き れ い　　口腔内は清潔に保たれ，肉眼所見でプラークの付着がみられない。
　　1：普　　通　　歯によっては少量のプラークの付着がみられるが，おおむね清潔に保たれている。
　　2：汚　　い　　ほぼすべての歯にプラークの付着が認められ，歯間鼓形空隙などに食渣が認められる。
　　3：とても汚い　　すべての歯に多量のプラークの付着が認められ，口腔前庭部などにも食渣が多く認められる。

② **舌苔の付着状況**　舌上に付着する舌苔を評価し，0：なし，1：少量，2：中程度，3：多量　の4段階に評価する。

　　0：き れ い　　舌苔の付着は認められない。
　　1：少　　量　　舌の一部に少量の舌苔の付着が認められる。
　　2：中 程 度　　舌の広い面積に舌苔の付着が認められる。
　　3：多　　量　　舌のほぼ全面に厚い舌苔の付着が認められる。

③ **義歯の清掃状態**　義歯の清掃状態を評価し，5段階に判定する。

　　0：非常に清潔に保たれている。
　　1：おおむね清潔。
　　2：食物残渣がみられる。
　　3：多量の食物残渣やプラークがみられる
　　4：判定不能（義歯をはずしてもらえないときなど）。

(2) 口腔内衛生状態アセスメント時の注意点

　口腔の衛生状態の評価は，その対象とする場所によって異なる。口腔には衛生状態が悪化しやすい場所が存在し，その部分を特に評価する（図3-2）。

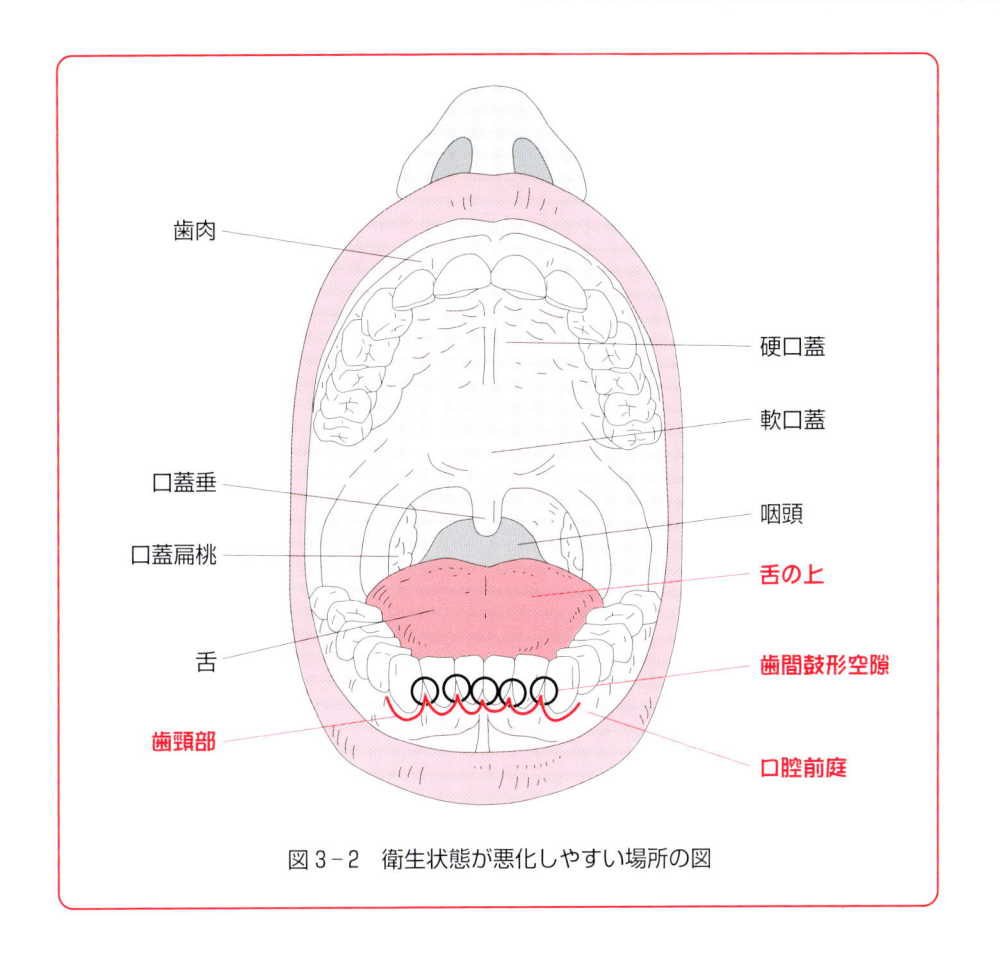

図3-2 衛生状態が悪化しやすい場所の図

1）歯

　歯の表面は，食渣（食物のカス）とともに，細菌塊であるバイオフィルムとしてのプラークが付着する。特にプラークが付着しやすい場所は，歯間部（歯と歯の間）と歯肉に接している部分である。プラークは，歯ブラシなどでこすり落とさないかぎりうがいなどで除去することは不可能なために，プラークの付着は，歯ブラシが不足しているか，正確に歯ブラシができていないことを表す。一方，食渣は，口腔機能が正常な場合は，繊維質が特に強く歯間部に入り込んだもの以外はあまり口腔内に停滞することはない。たとえ停滞したとしても，食後にお茶を飲んだりうがいをしたりする程度で除去される。つまり，本来，食渣が口腔内に存在している場合には口腔機能の低下を疑う。

　① **義　歯**　　口腔ケアが不足すると，義歯にも歯と同様に食渣とプラークが付着する。特に義歯に付着するプラークをデンチャープラークという。
　義歯は口の粘膜に接する部分（粘膜面）と歯の生えている部分（研磨面）の表と裏がある。どちらのケアが不足しても，汚れてくる。さらに，天然歯と同様に義歯（人工歯）の歯間部やクラスプの付近に付着する（図3-3）。

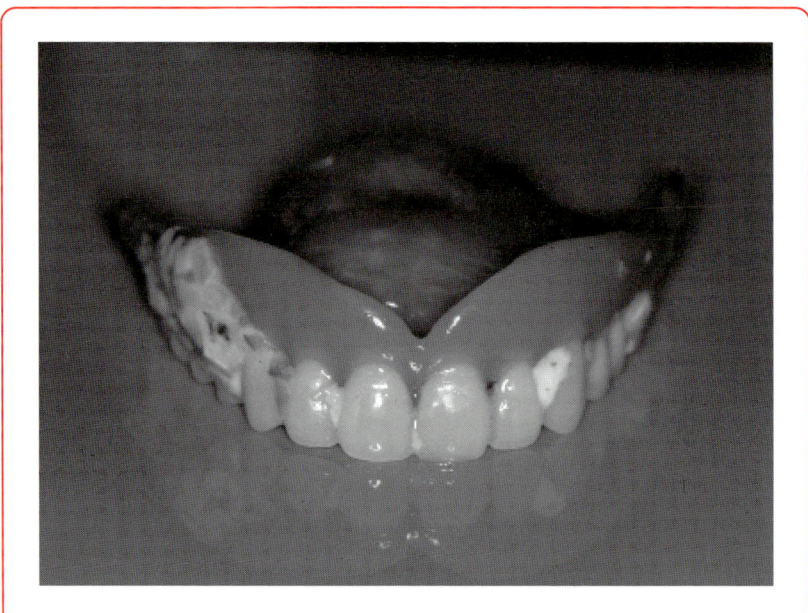

図3-3 義歯の研磨面に付着した食渣

② **舌** 舌の表面には舌苔と呼ばれる白色や黒色の苔状の汚れが付着する。本来，この舌苔も，口腔機能が正常な人であれば付着することは少なく，特に舌の機能が低下している人に付着する（図3-4）。

③ **口腔前庭部** 歯ぐきの外側と頬の粘膜の間を口腔前庭部と呼ぶ。口腔機能が備わっている場合には，通常食渣の停滞はみられない。特に，頬や口唇（くちびる）の運動機能が低下している場合には，この部位に食渣が停滞する。また，感覚の麻痺がある場合にもこの部位に食渣がたまってもそれを感知することができずに，食渣が停滞してしまう場合がある（図3-5）。

2）口腔衛生習慣のアセスメント

歯ブラシや義歯の手入れなど口腔衛生の習慣を評価する。義歯に対する歯ブラシも「歯ブラシ」として評価する。介護予防の対象者は，1日のうち，朝起きて朝食前の洗顔時に1回のみ歯ブラシをするという人が多い世代である。朝起きてからすぐ行う「歯ブラシ」は，顔を洗ったり，ひげをそったりするのと同様に，"身だしなみ"の要素が強く，このことは，「歯ブラシ」が気道感染など"疾患予防"としての習慣化がされていないことを意味する。

回数の増加ばかりでなく，いつ歯ブラシを行うかも重要な評価となる。

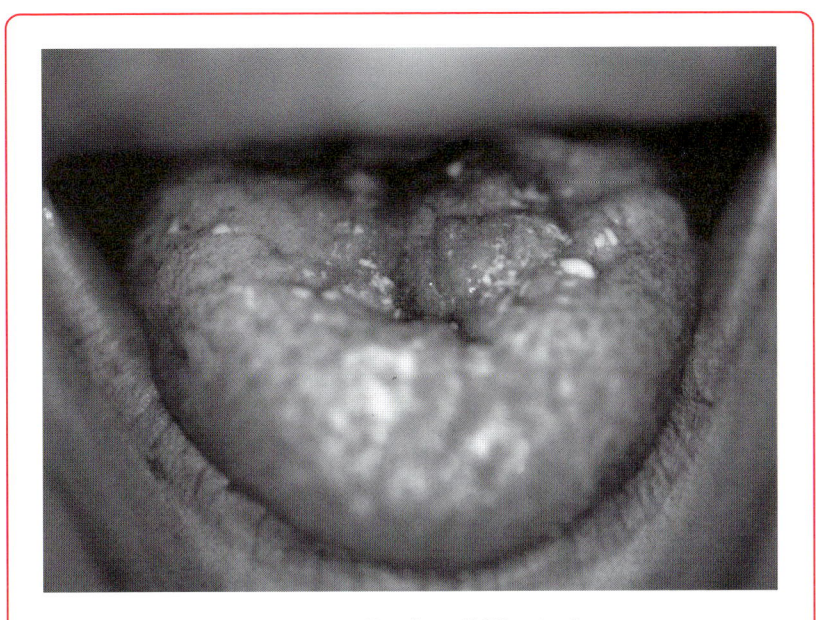

図3-4　舌苔と食渣が付着した舌

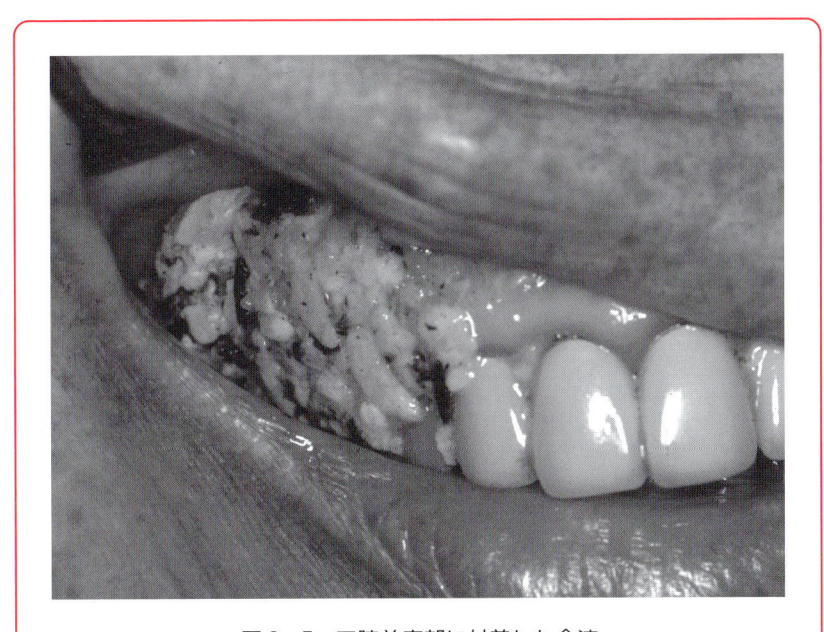

図3-5　口腔前庭部に付着した食渣

3）口腔清掃の自立度の評価

　厚生省（現厚生労働省）が示した「障害老人の日常生活自立度（寝たきり度）判定基準」に即して作成され，その後，介護予防に即して修正された口腔清掃の自立度判定基準（BDR指標）を使用し評価する。これを，指導や援助のあり方の参考にする（表3-2）。

　また，口腔清掃自立支援の必要度を評価し，ケアプランの参考にするものとして，口腔清掃自立支援必要度（BDR-SN指標）がある（表3-3）。

表3-2　改訂BDR指標（口腔清掃自立度）

		自　立	一部介助	全介助
BDR指標	B　歯磨き（Brushing）			
		a　ほぼ自分で磨く 　a1：移動して 　a2：寝床で	b　部分的には自分で磨く 　b1：座位を保つ 　b2：座位を保てない	c　自分で磨けない 　c1：座位，半座位をとる 　c2：半座位もとれない
	D　義歯着脱（Denture Wearing）			
		a　自分で着脱する	b　着脱のどちらかができる	a　自分ではまったく着脱しない
	R　うがい（Mouth Rinsing）			
		a　ブクブクうがいをする	b　水を口に含む程度はする	c　水を口に含むこともできない
口腔と義歯の清掃自立状況	自発性			
		a　自分から進んで清掃する	b　いわれれば自分で清掃する	c　自発性はない
	習慣性			
		a　毎日清掃する 　a1：1日2回以上 　a2：1日1回程度	b　ときどき清掃する 　b1：週1回以上 　b2：週1回以下	c　ほとんど清掃していない
	有効性（部位到達・操作・時間）			
		a　清掃具を的確に操作し口腔内をほぼまんべんなく清掃できる	b　清掃部位への到達や刷掃動作など，一部の清掃行為で有効にできない傾向がある	c　清掃部位への到達や刷掃動作など，多くの清掃行為で有効にできていない

【有効性の判断基準】
主に以下の3点から観察
　①清掃具（毛先）の基本的な部位到達性：有歯顎部位について上下前後左右内外への到達，義歯は裏表と鉤歯部位への到達性で判断
　②基本的な操作性：全面での刷掃動作ができている，義歯では義歯洗浄剤の使用ができる
　③適正な持続時間：おおむね歯牙もしくは義歯を清掃するにたる時間，清掃行為を持続することができる（最低約1分程度）
出典）厚生労働省：口腔機能の向上マニュアル（2005年12月）

表3-3 口腔清掃自立支援必要度（仮称"BDR-SN指標"）

歯磨き （舌・口腔粘膜の 清掃を含む）	☐ 声かけの必要性 　（なし，あり） ☐ 基本介助 　［問題なし，あり（用具準備・移動・介助磨き）］ ☐ 習慣性支援 　［維持を支援すべき，向上を支援すべき］　＊現状（週・日）　　回 ☐ 実行性支援 　［励まし，実施介助等（部位到達，操作，持続時間，他（　　　））］ ☐ その他
義歯の着脱清掃	☐ 声かけの必要性 　（なし，あり） ☐ 基本介助 　［なし，あり（用具準備・着脱・清掃）］ ☐ 習慣性支援 　［維持を支援すべき，向上を支援すべき］　＊現状（週・日）　　回 ☐ 実行性支援 　［励まし，実施介助等（介助磨き，洗浄剤使用，他（　　　））］ ☐ その他
う が い	☐ 声かけの必要性 　（なし，あり） ☐ 基本介助 　［問題なし，あり（準備・姿勢・他（　　　））］ ☐ 習慣性支援 　［維持を支援すべき，向上を支援すべき］ ☐ 実行性支援 　［実施介助等（容器介助，給排水介助，機械洗浄，他（　　　））］ ☐ その他
＊事故の危険性	☐ ［誤飲・誤嚥，転倒，他（　　　）］

出典）厚生労働省：口腔機能の向上マニュアル（2005年12月）

3. その他の評価

(1) 口腔乾燥状態

　口腔内の乾燥状態を評価する。口腔乾燥はさまざまな原因によって引き起こされるが，唾液分泌減少や口腔機能不活発に起因することが多く，口腔の自浄作用（みずからきれいになろうとする作用）の低下を招き，口腔衛生状態を悪化させる。さらに，口腔乾燥自体が口腔の機能に悪影響を及ぼしたり，口腔内の疾患の原因になったりする重大な状態である。しかし，口腔乾燥状態を自覚していない高齢者も多く，問診やチェックリストにより評価に加えて，客観的に評価することが必要となる。

1) 臨床評価[1]

口腔内を観察し，臨床的に評価する方法

　　0：正　常（0度）　　口腔乾燥や唾液の粘性亢進はない。
　　1：軽　度（1度）　　唾液が粘性亢進，やや唾液が少ない。唾液が糸を引く。
　　2：中程度（2度）　　唾液がきわめて少ない。細かい泡がみられる。
　　3：重　度（3度）　　唾液が舌粘膜上にみられない。

　唾液の泡がみられた場合，粘性の亢進や口腔乾燥の傾向を表す。
　細かい泡とはおおよそ1mm以下の泡，あるいは白くみえる泡を指す。
　粘性亢進は糸引き状態で判定する。1～2mm以上の泡の場合は1度と判定する。

(2) 口　臭

　口臭は口腔衛生状態を反映する指標として有用である。口臭の多くは，口のなかの細菌の活動によって産生される揮発性硫黄化合物（VSC）と呼ばれる物質（メチルメルカプタン，硫化水素，ジメチルサルファイドなど）によって生じる。このほか，糖尿病や胃腸の疾患によって口臭を生じる場合がある。さらに，食物（にんにく，ねぎなど）による口臭もあるが，介護予防におけるアセスメントにおいて評価しなければならないのは，口腔内細菌による口臭であることはいうまでもない。

　口臭は自覚していない人も多く，口腔乾燥と同様に問診やチェックリストにより評価に加えて，客観的に評価することが必要である。

　　0：な　　　し　　口臭を感じない。
　　1：低　　　度　　少し，口臭を感じる。
　　2：中　程　度　　明確に口臭を感じる。
　　3：重　　　度　　かなり口臭を感じる。

2 口腔機能のアセスメント

口腔機能のアセスメントに際し、聞き取りまたは食事場面を観察することによって行うものと、簡単な検査を行い、運動機能を客観的に評価することによってアセスメントを行うものに分けられる。

1. 聞き取り調査，食事の状況，観察項目

以下の項目は、本人への聞き取りを行ってもよいが、本人がこれらの症状に気がついていない場合も多く、食事の際に観察する内容と比較し、評価したほうが望ましい（表3-4）。

表3-4 食事の状況からみた観察項目

項　目	
1．食事の観察項目	
1）お茶などでむせることがある	1．しばしば　　2．たまに　　3．な　し
2）食事の際にむせることがある	1．しばしば　　2．たまに　　3．な　し
3）タンがいつもからんでいる	1．しばしば　　2．たまに　　3．な　し
4）食事を食べこぼす	1．しばしば　　2．たまに　　3．な　し
5）食事のペース	1．はやい　　2．普　通　　3．遅　い
6）一口量	1．多　い　　2．普　通　　3．少ない
7）手の運動機能，食具の適否	1．良　好　　2．普　通　　3．問題あり
8）食べる意欲	1．旺　盛　　2．普　通　　3．低　い
2．食事の自立度	1．自　立　　2．見守りが必要　　3．一部介助
3．食事時間	1．10分以内　　2．10～20分未満 3．20～30分未満　　4．30分以上
4．食事形態	
【主　食】	1．ご飯（普通）　2．ご飯（軟飯） 3．お　粥　4．その他（　　　　　　）
【副　食】	1．普　通　2．軟　菜 3．きざみ　4．ミキサー 5．その他（　　　　　　）
5．喫食率（食事量）	1．完　食（100%）　2．残食あり（8割程度食べる） 3．残食多い（半分程度食べる）
6．かみ切れる可能食品レベル 　（最も上のレベルを選択）	1．さきいか・たくあん 2．豚肉ももゆで・生にんじん・セロリ 3．油揚げ・酢だこ・白菜の漬け物・乾ぶどう 4．ご飯・りんご・つみれ・ゆでたアスパラ 5．バナナ・煮豆・コーンビーフ・ウエハース 6．5の食品も噛めない

(1) 食事の観察項目について

　口腔機能を評価するにあたり，食事の観察から得られる情報は多い。項目のうち，4番までを本人に答えさせることも可能であるが，これらの問題に気がついていない場合も多く，客観的な評価を加えたほうが望ましい。

1）お茶などでむせることがある
2）食事の際にむせることがある

　「むせ」はスクリーニングにも用いられる嚥下障害を推し量るもっとも重要な症状の一つである。一般的にあらゆる食物のうちお茶や味噌汁などさらさらした液体はもっとも嚥下しにくくむせやすい食物となる。これは，ばらばらになりやすい液体を飲み込もうとしたときに，咽頭内に流入してくる液体の"位相"に対して咽頭期の出力機構の"発現期"が遅れるため，喉頭の閉鎖が間に合わずに喉頭や気管に流入してしまうためである。むせは誤嚥の重要なサインになるが，むせないからといって誤嚥をしていないとはいえないので注意が必要である。嚥下障害が中程度以上になると口腔内の唾液を処理することができず，自分の唾液によってむせが頻発する。口腔ケアや口腔への診査の際の刺激によって分泌された唾液でむせることもある。参加者は唾液による普段からのむせに対し「風邪をひいている」などと解釈していることも多い。

3）タンがいつもからんでいる

　タンは嚥下障害によって気管内へ侵入した食渣などを排出するための気管内からの分泌物と考える。また，空嚥下によって飲み込まれるはずの唾液が飲み込まれずに咽頭部に貯留している場合，参加者はタンがからんでいると表現することがある。会話時にタンや唾液がからんでがらがら声になることあるが，これを「湿性嗄声（させい）」という。これも嚥下障害を疑う所見である。排出されたタンのなかに食物が混ざっていないか確認する必要もある。

4）食べこぼす

　口唇閉鎖が十分でないと咀嚼中に食べこぼしがみられる。嚥下の際に口唇閉鎖ができないと口腔内圧が適正に保たれずに飲み込みづらくなる。また，自食の際には，口に食事を運ぶ際の手と口の協調がうまくとれずに食べこぼすことがある。認知機能に問題がある場合にも認められる。「手と口の協調」の診査の際にも考慮する。

5）食事のペース

　食事のペースは，参加者個人のこれまでの生活環境等に左右される場合が多い。本来であれば口腔機能に合わせて食べるペースも調整されるべきである。一般に，一口量が多く，食べるペースが速いと誤嚥や窒息の危険が増す。

6）一　口　量

7) 手の運動機能，食具の適否

食事をする際には，食具や食物を保持し，口元にもっていく動作が必要である。さらに，口元に運ばれた食物のタイミングに合わせて口が開き（手と口の協調：手と口の動作のタイミングが合うこと），口のなかに取り込まなければいけない。これらの動作が十分でないと，食器からこぼす，食べこぼしをするなどが観察される。また，手や口の機能に合った食具が選択されているか評価する必要もある。

8) 食べる意欲

食べる意欲は食べる量に影響を与え，低栄養の原因にもなる。食べる意欲が低下していると判断されたとき，その原因も同時に探らなければならない。運動量の減少は消費エネルギー量の低下を招き，空腹感の欠如につながる。また家庭環境の変化や人間関係等心理的な要因も食欲に影響を与える。当然，口腔機能の低下（咀嚼力の低下，嚥下機能の低下）も食欲減退の原因となる。

(2) その他の観察評価項目

1) 食事の自立度

本来，食事の自立度は高いほうがよいが，栄養管理面，誤嚥や窒素事故の防止の点からも，食事の際の見守りや，一部介助は適切に行われたほうがよい。現状の自立度の観察に加えて，口腔機能や上肢機能，また認知機能などの観察を踏まえて，見守りや介助の必要性を判断する。

2) 食事時間

摂食・嚥下機能が低下すると食事時間の延長がみられる。一口量の減少に加え，これを嚥下するために数度の嚥下を繰り返す必要に迫られることなどが原因となる。食べる際の注意の集中と持続の低下が原因となることもある。食事時間の延長は疲労の原因になり，誤嚥や窒息のリスクが高まる。嚥下機能や咀嚼機能に合わせた食形態が提供されているか検討する必要がある。

3) 食事形態

食形態は口腔機能に合わせた提供が好ましい。口腔機能に合わない食形態を提供すると，誤嚥や窒息の危険性が増す。食事の際にむせていないか，咀嚼しにくいものを残していないか，咬断（前歯によるかみ切り）しにくいものを残していないかなどを観察する。

4) 喫食率（食事量）

食べる量（喫食率）の低下は，低栄養の原因になる。食べる量が少なくなっていないかを観察すると同時に，その原因についても検討する必要がある。

5) かみ切れる可能食品レベル[2),3)]

「かみにくいものはありますか」，「何でも食べられますか」のような質問を行うと，かめないことに慣れてしまっている場合には，「何でも食べられま

す」というような答が返ってくる傾向がある。そこで，具体的な食物名をあげることで，咀嚼力の評価を行う。かみ切れる（咀嚼できる）食物に制限があると，摂取食物数にも影響を与え，栄養管理面からも問題となる。

2 口腔機能の評価

口腔機能の評価は，口腔の運動機能，咀嚼力，嚥下機能を中心に行う。一部，評価機器等を必要とするものもあるため，併せて紹介する（表3-5）。

（1）口腔の運動機能評価

一般に運動機能の評価では，運動範囲，運動の力，運動速度，運動の巧緻性（巧みさ），耐久性をみる必要があるが，運動範囲，耐久性に関しては今回対象となる人の場合，障害されている場合は少ないと思われ，運動速度，運動の巧緻性，運動の力を中心に評価することとする。

表3-5 口腔機能の評価

項　目	判定基準
1．口腔運動機能	
（1）うがいテスト	
①リンシング（ブクブクうがい）テスト	1．できる　2．口角から少量の水がこぼれる（口角が濡れる） 3．口角から大量の水がこぼれる 4．水を飲んでしまう　水が鼻に回る　5．測定不能
②ガーグリング（ガラガラうがい）テスト	1．できる　2．水を少し飲んでしまう　3．むせる 4．むせてできない　5．測定不能
（2）運動の速度，巧緻性	
オーラル・ディアドコキネシス	A．パ音　（　　）回／秒　　B．タ音　（　　）回／秒 C．カ音　（　　）回／秒　　D．パタカ繰り返し（　　）回/秒
2．咀嚼機能	
（1）咬合力評価	（　　　　　　）N
（2）咀嚼力評価	カラーチャート　1・2・3・4・5
3．嚥下機能	
（1）反復唾液嚥下テスト（RSST）	A．30秒間の回数　→（　　　）回 B．積算時間　→　1回目（　　）秒　2回目（　　）秒 　　　　　　　　3回目（　　）秒
（2）改訂水飲みテスト	1．嚥下あり，呼吸良好，むせない，湿性嗄声なしに加え空嚥下の追加を指示し，30秒以内に2回空嚥下が可能 2．嚥下あり，呼吸良好，むせない，湿性嗄声なし 3．嚥下あり，呼吸良好，むせるand/or湿性嗄声 4．嚥下あり，むせないand/or呼吸変化または湿性嗄声 5．嚥下なし，むせるand/or呼吸切迫 ＊2なら合計3回施行し，最も悪い嚥下を評価する

1）うがいテスト

① **リンシング（ブクブクうがい）テスト**　ブクブクうがいは，口唇を閉じ，そして，舌の後方をもち上げ，軟口蓋を下方位に保つ（舌口蓋閉鎖）ことで，口腔を咽頭と遮断させて行う。これらの器官の運動が正常であることが，ブクブクうがいができる条件となる。口唇閉鎖が十分でないと水が口角よりこぼれる。さらに，軟口蓋や舌後方の動きが悪い場合には，口腔内に水を保持することができずに，飲んでしまったり，水が鼻に回る。

② **ガーグリング（ガラガラうがい）テスト**　ガラガラうがいは，頸部を後屈させ，先の舌口蓋閉鎖をしつつ，呼気を少しずつ吐くことで可能になる。うがい中は，水は舌口蓋閉鎖によって大部分は口腔にとどまるが，一部は，咽頭に流れ込み，呼気によってこれらの水を泡立てる。これらの運動がうまくいかない場合には，飲んでしまったり，むせを起こしてしまったりする。

2）オーラル・ディアドコキネシス[4]

オーラル・ディアドコキネシスは舌，口唇，軟口蓋などの運動の速度や巧緻性の評価を発音を用いて評価しようとするものである。

口唇や舌の動きの速度やリズムを評価する。決まった音を繰り返し，なるべく早く発音させ，その数やリズムのよさを評価する。10秒間測定して，1秒間に換算する。必ず，息継ぎをしてもよいことを伝える必要がある。発音された音を聞きながら，発音されるたびに評価者は紙にボールペンなどで点々を打って記録しておき，後からその数を数える。口唇の動きを評価するには"パ"を，舌の前方の動きを評価するには"タ"を，舌の後方の動きを評価するには"カ"を用いる（図3-6）。

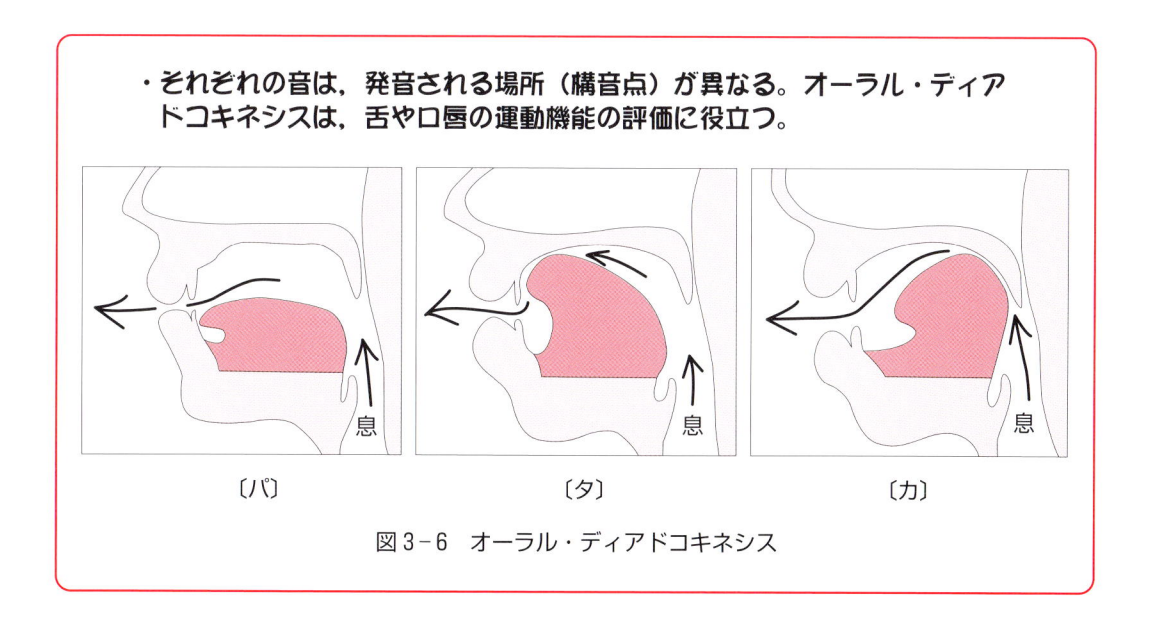

・それぞれの音は，発音される場所（構音点）が異なる。オーラル・ディアドコキネシスは，舌や口唇の運動機能の評価に役立つ。

〔パ〕　〔タ〕　〔カ〕

図3-6　オーラル・ディアドコキネシス

（２）咀嚼機能評価
１）咬合力評価：感圧シートを用いた咬合力評価

デンタルプレスケール（富士フィルム社製）（図３－７）を用い評価する。デンタルプレスケールは数種類発売されている，50HRタイプのサイズM，Lを用いるとよい。女性はMサイズ，男性はLサイズが適するが，歯列の大きさに合わせ適宜使用する。

【測定方法】
① デンタルプレスケールを下顎の歯列に合わせ，口のなかに挿入する。
② ゆっくりと口を閉じさせ，3秒間ぐっとかみしめるように指示する。
③ 記録されたデンタルプレスケールシートをGC社製のオクルーザーFPD-707に入れ，咬合力の測定を行う。詳しい使用方法や解析方法は，製品に添付されている使用法に準じて使用，解析する。

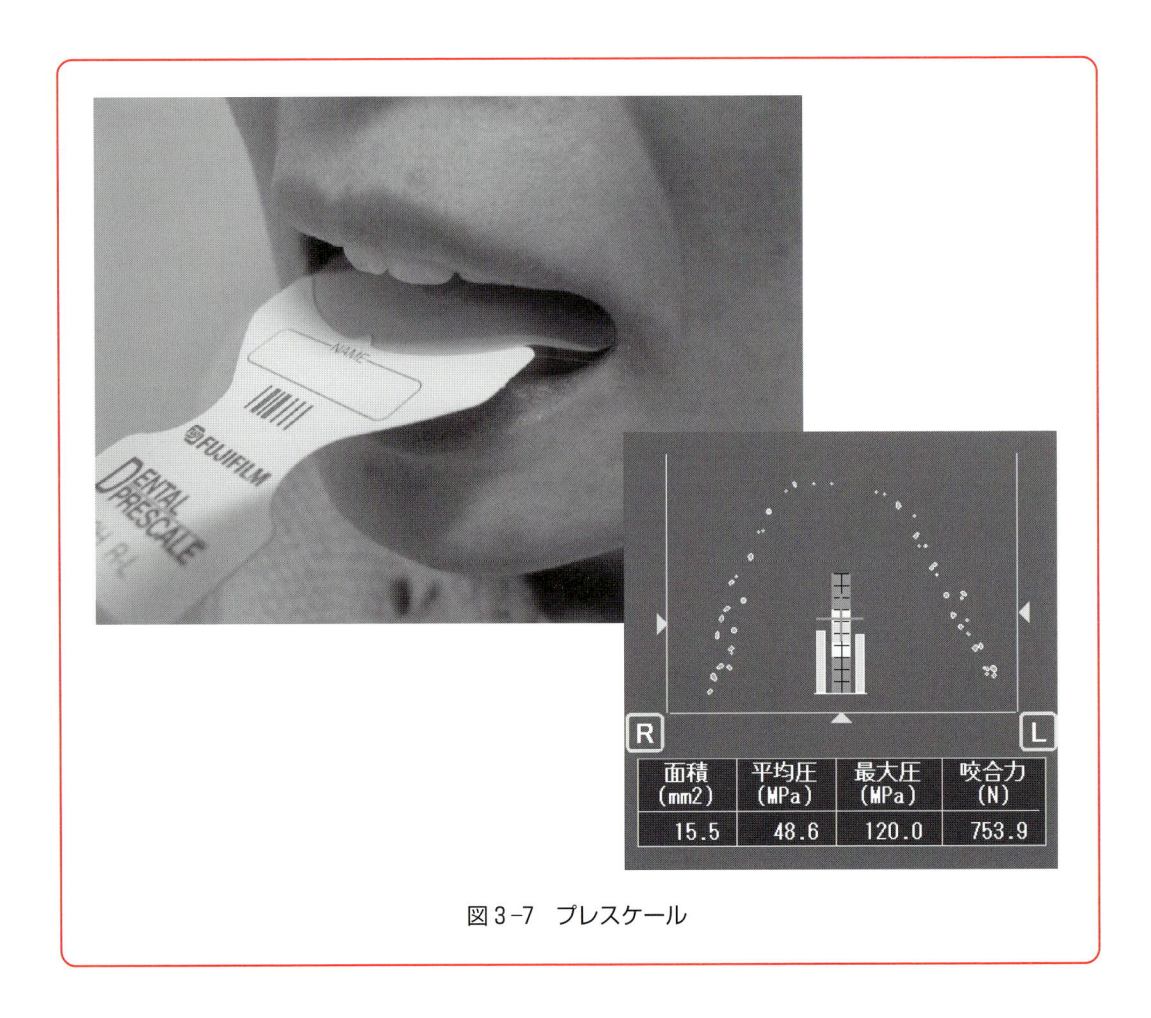

図3-7　プレスケール

2）咀嚼力評価：咀嚼力判定ガムを用いた咀嚼力の評価[5]

　咀嚼力に従い色が徐々に変わるガムである咀嚼力判定ガム（ロッテ社製）を用い評価する。黄緑色のガムから，咀嚼することで黄色と青色の色素が溶出するのと同時に，唾液の緩衝能によって赤色色素が発色するようになっており，咀嚼によって色調が変化する。2分間かませた後に，付属のカラーチャートと比較して評価を行う。義歯につきにくいガムベースを用いているために，義歯の人でも評価することは可能である。ただし，部分義歯のクラスプ（義歯を支えるバネ）にからみつくことがあるので，注意が必要となる。

　総義歯を使用している場合，咀嚼力が低いために，2分間の咀嚼では十分に色が変わらないこともある。個人内の比較で用いる場合は，2分後に判定後，さらに1分間かませ，再度，判定をしてもよい。

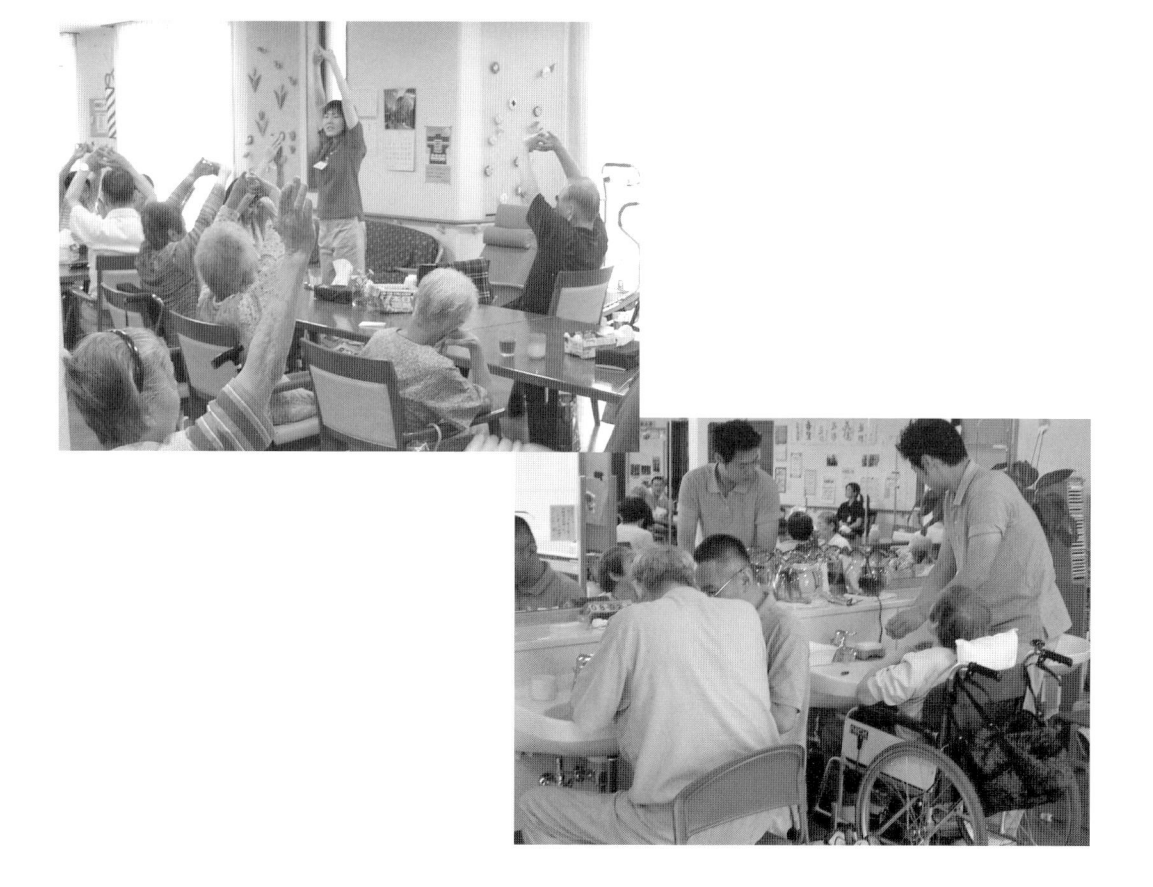

(3) 嚥下機能評価
1)反復唾液嚥下テスト(repetitive saliva swallowing test: RSST) [6),7)]

　嚥下運動の惹起性を測る検査方法である。参加者をいすに座らせ，「できるだけ何回も"ゴックン"とつばを飲み込むことを繰り返してください」と指示し，30秒間に飲み込むことができた回数を記録する。飲み込む際には喉頭（のどぼとけ）が約2横指分（横にそろえて2本分くらい：3〜4cm）上にもち上がる。この評価の際には，のどぼとけの動きを確認しながら行う。評価者は指の腹を参加者ののどぼとけに軽く当てて，嚥下の際，十分に上方にもち上がることを確認しながら評価する（図3－8）。

　ぴくぴくとのどぼとけが動いている状態を1回と評価してはいけない。健康な成人の場合，30秒間に7〜8回程度飲み込むことができる。3回未満の場合，嚥下障害ありと評価される。口のなかが著しく乾燥している場合には，飲み込みが困難となるが，この場合には少量の水（1cc程度）を口のなかに入れて評価してもよい。

　飲み込んだ際の時間を，回数に応じて記録しておく。最大1分間観察して，1回目の飲み込みに要した時間，2回目に要した時間，3回目に要した時間を記録する。

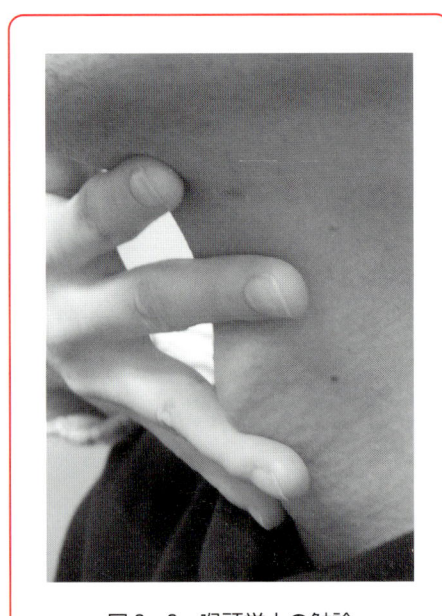

図3-8　喉頭挙上の触診

2）改定水飲みテスト[8]

冷水3mlを口腔前庭に注ぎ嚥下するように指示する。もし可能ならば追加して2回嚥下運動をしてもらい，もっとも悪い嚥下活動を評価する。以下の評価基準に従って，評価基準が4点以上なら最大2回試行（合計3試行）を繰り返して，もっとも悪い場合を評点として記載する。このテストの場合には，テストに用いた水が残留することによって湿性嗄声が起こるかを一つの判断にしている。

【参考文献】

1）柿木保明：高齢者の口腔乾燥症と唾液物性に関する研究，平成15年度総括分担研究報告書（2004）

2）柳沢幸江・田村厚子・寺元芳子・赤坂守人：食物の咀嚼筋活動量，及び食物分類に関する研究，小児歯科学雑誌，**27**，74～84（1989）

3）湖山昌男・石山直欣・渡邊郁馬・佐藤　亨・腰原　好・牧野正義：ゼリー（G-1）を用いた咀嚼能力判定資料に関する研究，老年歯学，**6**，126～131（1992）

4）Portnoy, R.A., Aronson, A.E.：Diadochokinetic syllable rate and regularity in normal and in spastic and ataxic dysarthric subjects, *J. Speech Hear Disord.*, **47**(3), 324～328（1982）

5）平野　圭・早川巖他：日本補綴学会誌，**46**，103～109（2002）

6）小口和代・才藤栄一・水野雅康・馬場　尊・奥井美枝・鈴木美保：機能的嚥下障害スクリーニングテスト「反復唾液嚥下テスト」(the Repetitive Saliva Swalowing Test：RSST)の検討(1)正常値の検討，リハ医学，**37**，378～382（2000）

7）小口和代・才藤栄一・馬場　尊・楠戸正子・小野木啓子：機能的嚥下障害スクリーニングテスト「反復唾液嚥下テスト」(the Repetitive Saliva Swallowing Test：RSST)の検討(2)妥当性の検討，リハ医学，**37**，383～388（2000）

8）才藤栄一ほか：摂食・嚥下障害の治療・対応に関する統合的研究（H11-長寿-035），平成11年度厚生科学研究補助金研究報告書（2000）

第4章

口腔機能向上支援の実際

① 口腔衛生自立支援編

　介護予防における口腔衛生自立支援の目的は，誤嚥性肺炎をはじめとする気道感染の原因となる口腔内細菌叢を正常化することにある。さらに，口腔の不潔を原因とする味覚障害を改善し，おいしく食べることを目的としている。

　ここでは，口腔衛生の目的として従来の歯科疾患（う蝕や歯周病）の予防を第一義に掲げると従来の口腔衛生指導となんら変わりのないものになってしまうことに注意しなければならない。高齢者の口腔内の状態を考えるとき，80歳以上の人の5割以上が自分の歯を1歯ももっていない無歯顎者であることを考えると，歯科疾患の予防を目的にすることに無理があることが理解できるだろう。

1. 口腔ケアの自立支援法

　口腔ケアの自立を支援するためには，評価によって明らかになった不潔部位を指摘すると同時に，なぜ不潔になっているのか（機能の低下と清掃不足）を理解させ，解決方法を見いださなければならない。さらに，健康を目的とした日常の行為として，口腔衛生管理を習慣づける必要がある。

（1）口腔ケアの目的の明確化

　口腔ケアの目的を明確化することで，口腔衛生管理の動機づけを行う。

（2）口腔ケアの習慣化

　自立度の高い高齢者の多くは口腔ケアを習慣的に行っている。しかし，起床時または就寝前に1度だけしか行っていない人も多い。これは，対象者となる高齢者は現代の成人に比較して，口腔衛生に対する保健活動が十分でなかった世代であることが大きく影響している。

　さらに，口腔ケア ＝ 歯ブラシ，と考えられるために，歯の喪失とともにその習慣を失うことが原因であると考えられる。特に起床時に1度だけの口腔

衛生習慣は，起床時に行う整髪や洗顔と同様で，身だしなみの一部であると考えられ，健康を目的としたものでないといえる。食後に使用した食器はそのたびに洗うのに，口のなかの食器すなわち歯や義歯を洗わないのは不合理であるといえる。

口腔清掃が十分に行われないと，食渣が口腔内に残り，これを栄養として細菌が増殖する。食後すみやかに清掃することが必要である。食渣を付着させたまま就寝すると唾液分泌や口の動きのほぼ停止した起床までの間に一気に細菌が増殖する。口腔清掃に関する意識改革を促す必要がある。

（3）みずからの口腔内について知る

口腔衛生状態を良好に保つには，口腔のなかでも不潔になりやすい場所を知る必要がある。高齢者の口腔内には孤立歯（隣の歯がない歯）の存在や歯の相対的な挺出，義歯の装着によって清掃が比較的困難となる不潔部位が出現する。これらの存在について鏡などを用いて確認する必要がある。高齢者のなかには，どの部位に歯が残存しているか，理解していない人も多い。

（4）みずからの口腔内に合った口腔ケアの方法を知る
1）義歯の手入れについて

歯にプラークと呼ばれる微生物を中心とした汚れが付着するように，義歯にはデンチャープラークと呼ばれる汚れが付着する。デンチャープラークはさまざまな微生物が30～40μmの厚さで堆積したもので，微生物による産生物や唾液，血液成分などとともに凝集している。微生物のなかでもカンジダ菌と呼ばれるカビの一種が多く含まれ，義歯性口内炎と呼ばれる口内炎などを引き起こすばかりでなく，肺炎の原因にもなるといわれている。

このデンチャープラークの除去を行うもっとも効果的な方法は機械的な清掃である。すなわち歯ブラシや義歯専用の歯ブラシを用いて，義歯の歯が生えている面（義歯研磨面）と粘膜と接する面（義歯粘膜面）をくまなくこすり洗いすることが肝要である。その後，義歯洗浄剤を用いて化学的洗浄を行うと効果的である。

最近の傾向として，義歯洗浄剤への過度な期待から，機械的清掃が十分に行われない場合が多い。化学的洗浄のみでは十分な清掃効果がないことを指導するべきである。

2）舌や粘膜の清掃

　高齢になると舌に白い付着物（舌苔）がみられることが多くある（図4－1）。これは，食渣やカンジダというカビの一種が付着しているもので，肺炎や義歯の痛みの原因になる。舌の機能が低下し，唾液の分泌不全によって口腔の自浄作用が低下する。また，咀嚼機能の低下を代償するために食べるやわらかい食品は口腔内への付着性が高く，舌をはじめ口腔内の汚れを助長する。舌をはじめ頬の内側の粘膜（口腔前庭部）などをやわらかい歯ブラシなどで清掃する必要がある。

バイオフィルム：義歯，歯につくプラークは，バイオフィルム形で存在する。菌体外多糖というきわめて粘着力の強い物質で細菌が覆われているために，なかなか除去することができない。

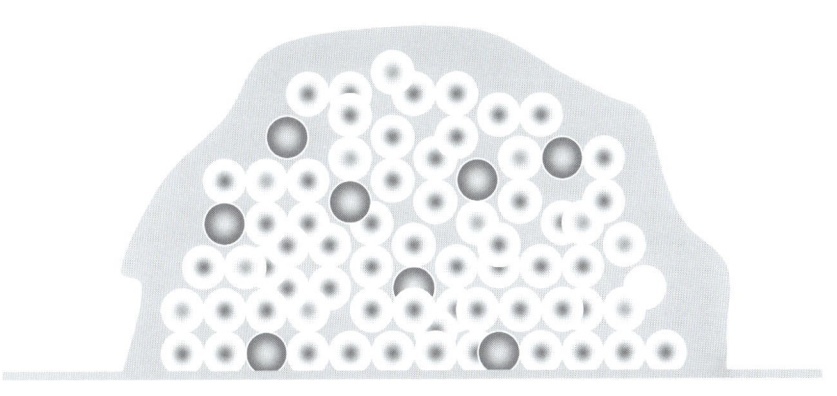

図4-1　バイオフィルム

3）口腔清掃の方法，口腔清掃器具の選択法

　具体的な口腔清掃の方法，口腔清掃器具の選択については他書に譲るが，効果の高い清掃を行うには，上肢や手指の運動の巧緻性が要求される。これらの運動の巧緻性を保つ意味でも，口腔清掃は精度高く実践されるべきである（図4-2）。

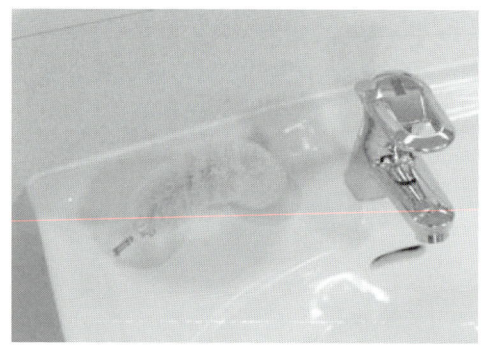

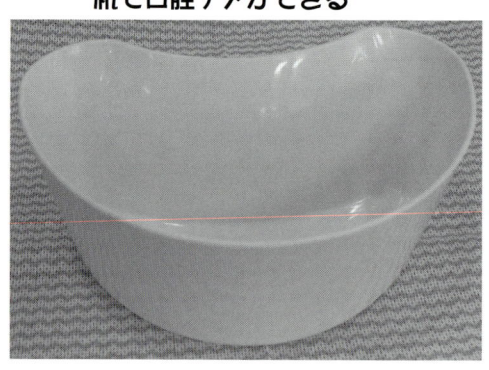

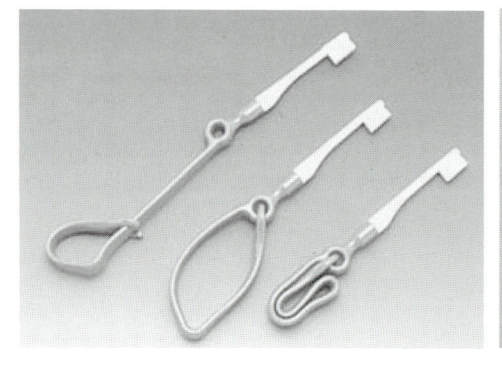

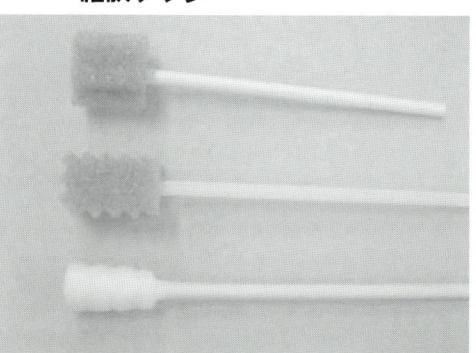

図4-2　さまざまな口腔清掃器具

❷ 口腔機能向上編

1. 集団で行う機能訓練のメニューの立て方・配慮の仕方

　　　　　　機能訓練には，1対1で個々に処方して行う個別訓練と2人以上の複数で行う集団訓練（参考資料，pp.89〜91参照）がある。今回の介護予防で行うプログラムはこのうちの集団訓練に相当する。

　　　　個別訓練と集団訓練では，それぞれ目的とねらうべき目標が違う。プログラムをその人に応じて立てることができる個別訓練では，基礎的な能力を段階的に向上させる点において有利であるが，複数の人数で同時に同じ種類のプログラムを行う集団訓練は，自分の能力を他人と比べることで客観的に能力を評価できるようになること，ほかの人とコミュニケーションを取りながら，より日常生活に近い状況で行うことができることにおいて，モチベーションを高めることができる点では，より効果が期待できる。

　　　　しかし，集団を組む場合，個々の能力があまりに違っていると同じ訓練を安全に遂行することには無理がある。諸々の事情から明らかに能力の違いがある参加者を同じグループに組まざるをえない場合は，プログラムの遂行における危険度も考慮して，メニューの内容や目標設定を個々の能力に応じて細かく変更することが必要となる。

2 運動訓練

　　　　運動は，一つひとつの筋の収縮が前提となり，それぞれの動作がひとまとまりの行為を構成している。このように，運動をシステムとしてとらえる考え方が現在一般的である。安静時はいつも適度な筋緊張をしているわけだが，運動時には，粗大な運動に加えて，大きな筋の力が必要となる。さらに，筋力を持続的に均等に発揮するためには協調性も必要となる。運動訓練では，運動がシステムとして行われることを目標としている。

　　　　ここでは，粗大な運動，瞬発的な筋力を求める運動，巧緻性を高める協調運動の別に具体的な運動プログラムの例を紹介する。

　　　　運動を処方する際に留意すべき点は，提示した個々の運動について，参加者に対して，動かしている部位，求めている目的についての説明をすることである。

（1）粗大な運動（図4-3）

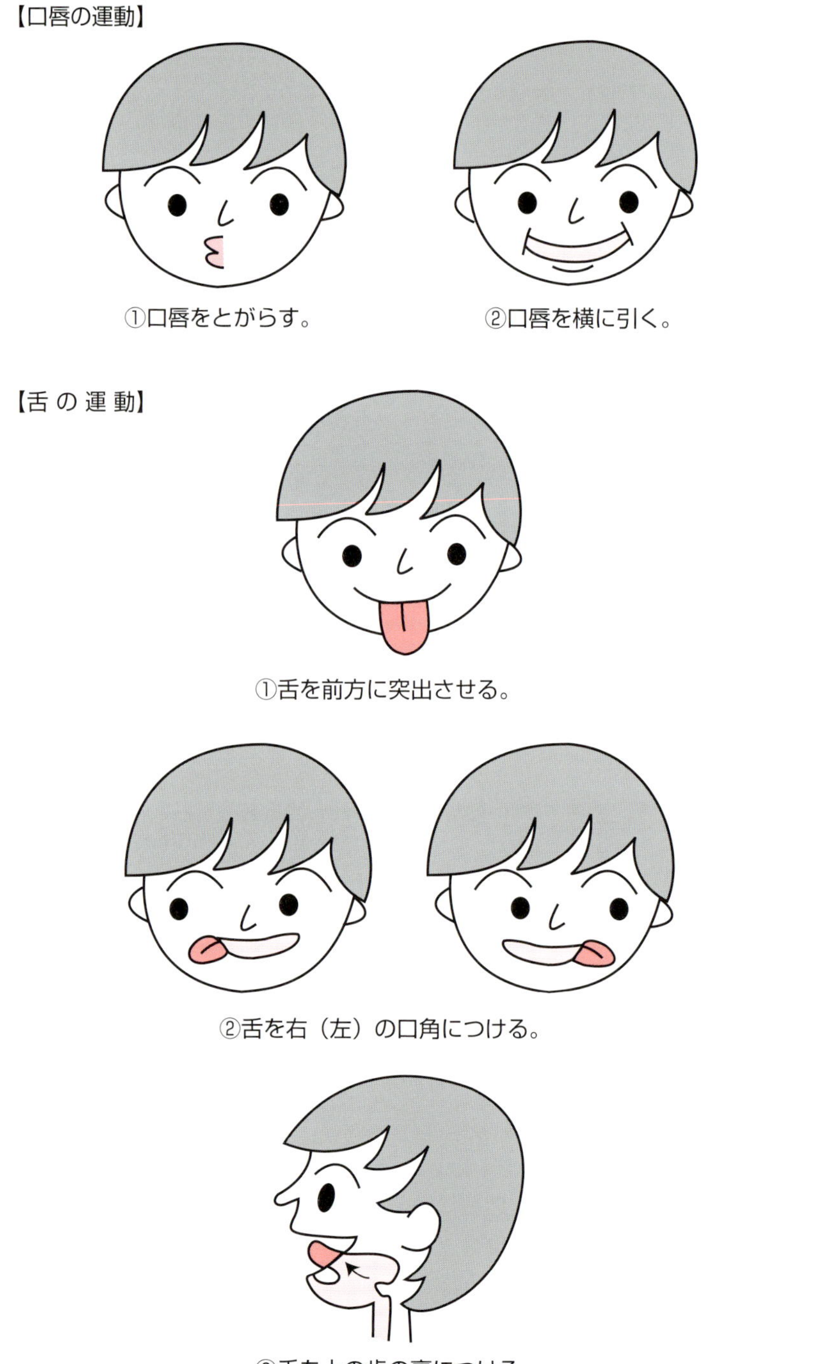

【口唇の運動】

①口唇をとがらす。　②口唇を横に引く。

【舌の運動】

①舌を前方に突出させる。

②舌を右（左）の口角につける。

③舌を上の歯の裏につける。

図4-3　粗大な運動

（2）瞬発的な筋力を求める運動（図4-4）

【口唇の運動】

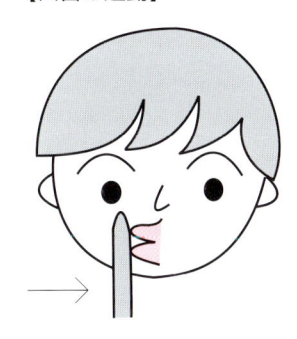

①口唇に舌圧子を直角に当てて力を入れ，それに抵抗して口唇をとがらす。

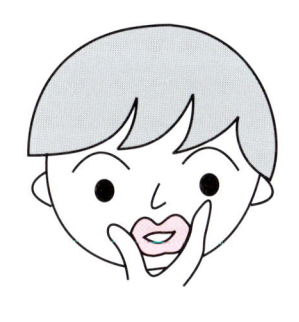

②口唇を親指と人差し指で垂直方向にはさみ，それに抵抗するように口唇を横に引く。

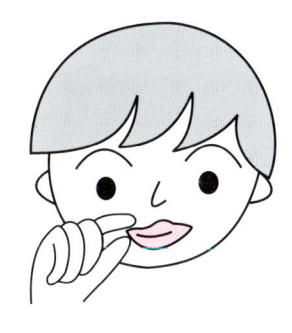

③口唇を親指と人差し指で水平方向にはさみ，それに抵抗するように口唇を開けようとする。

【舌の運動】

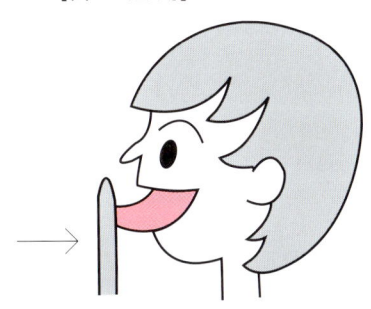

①舌の先に舌圧子を直角に当てて力を入れそれに抵抗して舌を突出させる。

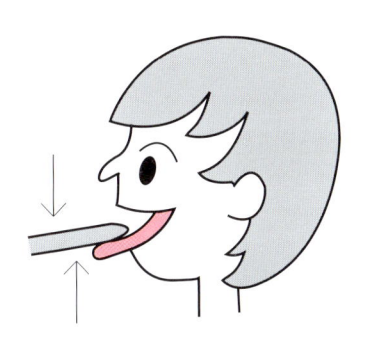

②舌の表面に舌圧子をのせ押すように力をかけ，それに抵抗するよう舌を挙上させる。

図4-4 瞬発的な筋力を求める運動

（3）巧緻性を高める協調運動

1）口唇・舌の運動（図4-5）

2）構音訓練

　構音動作は，口腔器官の精緻な動作で行っている。したがって構音訓練は細かい運動の訓練としては最適である。構音訓練の内容は，構音点，構音様式などで決定する。一般的には，単音節から始め無意味な音節連鎖，単語，短文，長文と難易度を上げていく。評価の対象とするのは，正確さ・速さ・わかりやすさ等の項目である。

　① **無意味な3音節連鎖**　　構音点や構音様式の違いが難易度を決定する。

【口唇の運動】

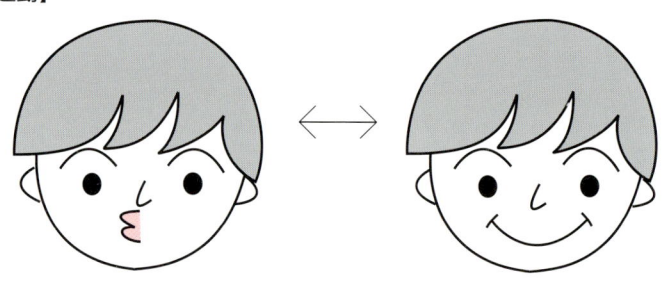

①口唇を突出する－横に引く，の運動の繰り返しをできるだけ速く行う。

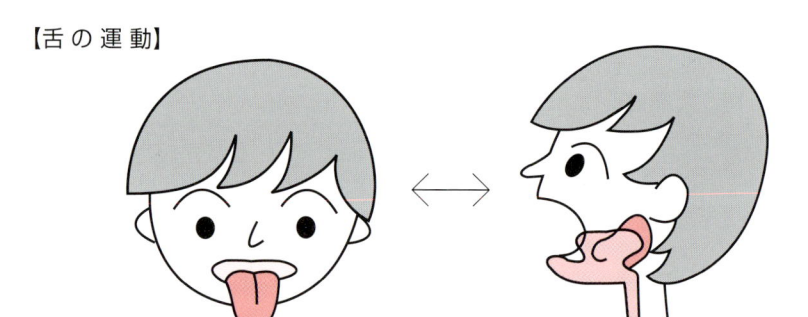

【舌の運動】

①舌を突出する－後退する，の運動を口を開いたまま，できるだけ速く繰り返す。

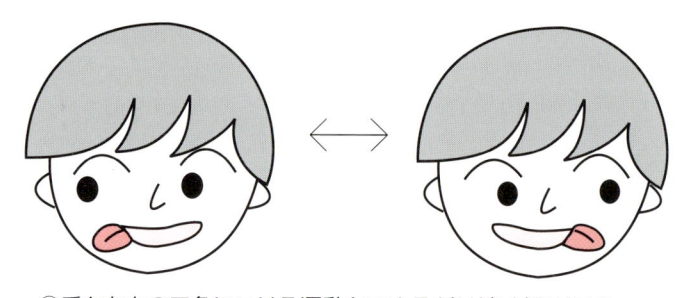

②舌を左右の口角につける運動をできるだけ速く繰り返す。

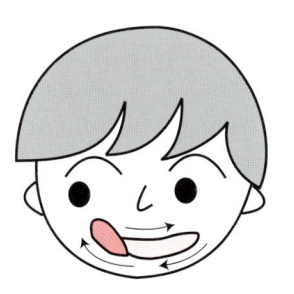

③舌で口唇の周りをぐるっとなめる。

図4-5 巧緻性を高める協調運動

速度をグループ内で競うようにするのもよい。
　　② **短　文**　　早口言葉や，言葉遊びの文章などを利用すると，参加者に興味をもたせることができる。
　　③ **長文・談話**　　実際の会話は，複数の文章で構成されているので，短い文章だけでは実用的な訓練効果は期待できない。長文や談話は短文の次のレベルの訓練ができる。題材として，小話，落語などを用いるのもおもしろい。
　　3）口腔器官を使ったゲーム
　　訓練の緩急をつけ，参加者の参加意欲を維持するために全体で競う内容も加えるとよい。ゲームは単純で簡単なルールで楽しめるもののほうがよい。

3．機能訓練の実際 (図4-6)

　　実際のプログラムの一例をあげる。参加者は10人程度，週1回・1時間のプログラムの設定である。

【プログラムの一例】

プログラム	時間	内　容
健康チェック	適宜	担当者が参加者それぞれの体調を聞き，エピソードがあればそれを訓練担当のスタッフ全員に伝える。また，参加ノートに記入する。
導　入　部	10分	参加者それぞれの近況報告をしてもらう。 じゃんけんをして今日のリーダーを一人決める。また，2つのグループに分かれておく。
運動機能の訓練 （カード1） （カード2）	10分	リーダーの号令に合わせて今回の課題の運動練習を全員いっせいに行う。 自宅の課題とされた無意味3音節連鎖のカードを全員でいっせいにゆっくり音読する。そのあと，速読を各々行う。早く終わった人が勝ちとする。
言　葉　遊　び （カード3）	15分	カードに書かれた長文をそれぞれが音読する。グループに分かれて人の音読を聞き，誰が一番上手だったかを参加者同士で決定する。2つのグループの代表者がそれぞれ音読を披露し合う。
休　　　　憩	5分	
ゲ　ー　ム	15分	【玉だしゲーム】 20cm四方の箱のなかにピンポン玉をたくさん入れてその箱の真上から息を吹く。3回吹いて何個玉を箱の外に出せたかを競う。2つのグループに分かれて合計何個かを競う。
次回の課題 （カード4）	5分	無意味3音節連鎖の新しいカードを渡す。自宅で正確な音読，速読をしてくるように指導する。
記録と評価	適宜	各参加者の無意味音節の速読タイム，言葉遊びの際の正確度，ゲームの際の玉を吹き出した数，参加度などを記録する。

図4-6　機能訓練の実際　その1

【プログラムに使用した教材】

カード1

次の運動をしましょう
1. "唇を横に引く－とがらす"
   この運動をゆっくり10回繰り返しましょう。
2. この運動をできるだけ速く繰り返しましょう（1分間）。
3. 舌に舌圧子を縦に直角に当て，その力に負けないように舌を前に押し出しましょう（3秒継続して当てて，合計10回）。

カード3

はやくちうた　　川崎　洋

ブリの群れのビリのブリ
このネコはこの子ネコの母ネコ
片目つぶるカタツムリ
なま肉　なまハム　なまラーメン
父さんトマトまとめて十買った
おでんと都電はぜんぜんちがう
塩焼きむし焼きつけ焼きすき焼き
寝ぞう悪い象もいれば寝ぞういい象もいる
親カモシカのあとから子カモシカ
だぢづでどのさかさはどでづぢだ

Ⓒ川崎和枝

図4-6　機能訓練の実際　その2

【プログラムに使用した教材】 カード2 （無意味な3音節連鎖）

カダパ	カバダ	ダバカ	ダカパ	バカダ	バダカ
カダペ	カバデ	ダバケ	ダカペ	バカデ	バダケ
カダポ	カバド	ダバコ	ダカポ	バカド	バダコ
カデバ	カベダ	ダベカ	ダケパ	バケダ	バデカ
カデペ	カベデ	ダベケ	ダケペ	バケデ	バデケ
カデポ	カベド	ダベコ	ダケポ	バケド	バデコ
カドパ	カポダ	ダポカ	ダコパ	バコダ	バドカ
カドペ	カポデ	ダポケ	ダコペ	バコデ	バドケ
カドポ	カポド	ダポコ	ダコポ	バコド	バドコ
ケダパ	ケバダ	デバカ	デカパ	ベカダ	ベダカ
ケダペ	ケバデ	デバケ	デカペ	ベカデ	ベダケ
ケダポ	ケバド	デバコ	デカポ	ベカド	ベダコ
ケデバ	ケベダ	デベカ	デケパ	ベケダ	ベデカ
ケデペ	ケベデ	デベケ	デケペ	ベケデ	ベデケ
ケデポ	ケベド	デベコ	デケポ	ベケド	ベデコ
ケドパ	ケポダ	デポカ	デコパ	ベコダ	ベドカ
ケドペ	ケポデ	デポケ	デコペ	ベコデ	ベドケ
ケドポ	ケポド	デポコ	デコポ	ベコド	ベドコ
コダパ	コバダ	ドバカ	ドカパ	ポカダ	ポダカ
コダペ	コバデ	ドバケ	ドカペ	ポカデ	ポダケ
コダポ	コバド	ドバコ	ドカポ	ポカド	ポダコ
コデバ	コベダ	ドベカ	ドケパ	ポケダ	ポデカ
コデペ	コベデ	ドベケ	ドケペ	ポケデ	ポデケ
コデポ	コベド	ドベコ	ドケポ	ポケド	ポデコ
コドパ	コポダ	ドポカ	ドコパ	ポコダ	ポドカ
コドペ	コポデ	ドポケ	ドコペ	ポコデ	ポドケ
コドポ	コポド	ドポコ	ドコポ	ポコド	ポドコ

図4-6　機能訓練の実際　その3

【プログラムに使用した教材】 カード4 （無意味な3音節連鎖）

ナラガ	ナガラ	ラガナ	ラナガ	ガナラ	ガラナ
ナラゲ	ナガレ	ラガネ	ラナゲ	ガナレ	ガラネ
ナラゴ	ナガロ	ラガノ	ラナゴ	ガナロ	ガラノ
ナレガ	ナゲラ	ラゲナ	ラネガ	ガネラ	ガレナ
ナレゲ	ナゲレ	ラゲネ	ラネゲ	ガネレ	ガレネ
ナレゴ	ナゲロ	ラゲノ	ラネゴ	ガネロ	ガレノ
ナロガ	ナゴラ	ラゴナ	ラノガ	ガノラ	ガロナ
ナロゲ	ナゴレ	ラゴネ	ラノゲ	ガノレ	ガロネ
ナロゴ	ナゴロ	ラゴノ	ラノゴ	ガノロ	ガロノ
ネラガ	ネガラ	レガナ	レナガ	ゲナラ	ゲラナ
ネラゲ	ネガレ	レガネ	レナゲ	ゲナレ	ゲラネ
ネラゴ	ネガロ	レガノ	レナゴ	ゲナロ	ゲラノ
ネレガ	ネゲラ	レゲナ	レネガ	ゲネラ	ゲレナ
ネレゲ	ネゲレ	レゲネ	レネゲ	ゲネレ	ゲレネ
ネレゴ	ネゲロ	レゲノ	レネゴ	ゲネロ	ゲレノ
ネロガ	ネゴラ	レゴナ	レノガ	ゲノラ	ゲロナ
ネロゲ	ネゴレ	レゴネ	レノゲ	ゲノレ	ゲロネ
ネロゴ	ネゴラ	レゴノ	レノゴ	ゲノロ	ゲロノ
ノラガ	ノガラ	ロガナ	ロナガ	ゴナラ	ゴラナ
ノラゲ	ノガレ	ロガネ	ロナゲ	ゴナレ	ゴラネ
ノラゴ	ノガロ	ロガノ	ロナゴ	ゴナロ	ゴラノ
ノレゲ	ノゲラ	ロゲナ	ロネガ	ゴネラ	ゴレナ
ノレゲ	ノゲレ	ロゲネ	ロネゲ	ゴネレ	ゴレネ
ノレゴ	ノゲロ	ロゲノ	ロネゴ	ゴネロ	ゴレノ
ノロガ	ノゴラ	ロゴナ	ロノガ	ゴノラ	ゴロナ
ノロゲ	ノゴレ	ロゴネ	ロノゲ	ゴノレ	ゴロネ
ノロゴ	ノゴロ	ロゴノ	ロノゴ	ゴノロ	ゴロノ

図4-6　機能訓練の実際　その4

（1）健康チェック

まず，参加者の健康チェックを行う。内容は，担当する職員の種類により，血圧などのバイタルサインのチェックから参加者に体調を聞く程度までいろいろな内容が想定される。参加者が自分の健康管理をするという点で必要な導入の一つである。

（2）導　入　部

訓練プログラムに入る前に，参加者の近況報告や前回のプログラムの復習などを行う。これは，訓練への動機づけとして行うものである。

（3）機　能　訓　練

先にあげたプログラムを1回2，3種類行う。簡単なものから始めて，緩急取り混ぜたプログラムを設定する。ここでは口腔器官の連続運動をいっせいに行うことから始め，長い文章を速く正確に音読させる課題，全員で競うゲーム等を取り入れた。できるだけ，最後にはそれぞれのレベルに応じて「できた」ところで終わるほうがよい。

（4）次回までの自己課題について

全体的なプログラムのつながりをもたせるため，また能力の持続をもたらすために1回のプログラムごとに自宅での課題を出す。そして，次の参加時にそれをチェックする。

（5）記録と評価　(図4－7)

全体の記録と簡単な評価は必要である。訓練時に測定した数値，参加状況などは個々の能力の評価として記録されるべきである。

評価と記録

年　月　日　　：　～　：　実施

記録者：

	A	B	C	D	E	F	G	H	I	J
健康状態	1. 2. 3.	1. 2. 3.	1. 2. 3.	1. 2. 3.	1. 2. 3.	1. 2. 3.	1. 2. 3.	1. 2. 3.	1. 2. 3.	1. 2. 3.
速読課題	秒	秒	秒	秒	秒	秒	秒	秒	秒	秒
言葉選び	1. 2. 3.	1. 2. 3.	1. 2. 3.	1. 2. 3.	1. 2. 3.	1. 2. 3.	1. 2. 3.	1. 2. 3.	1. 2. 3.	1. 2. 3.
ゲーム	個 個 個	個 個 個	個 個 個	個 個 個	個 個 個	個 個 個	個 個 個	個 個 個	個 個 個	個 個 個
参加状況	1. 2. 3.	1. 2. 3.	1. 2. 3.	1. 2. 3.	1. 2. 3.	1. 2. 3.	1. 2. 3.	1. 2. 3.	1. 2. 3.	1. 2. 3.
コメント										

1：悪い　2：普通　3：よい

図4-7　記録用紙の例

4. 参考図書リスト

（1）構音訓練のテキスト

　訓練のときに使う文章は，囃し言葉のようなものを集めた本のなかから探してくるとよい。下記に筆者がおもしろいと思ったものをいくつかあげるので参考にしていただければと思う。

- 岸田衿子：「どうぶつはやくちあいうえお」，のら書店（1996）
- 谷川俊太郎：「ことばあそびうた　また」，福音館書店（1973）
- 田中和雄編：「ポケット俳句」，童話屋（2005）
- 阪田寛夫：「てんとうむし」，童話屋（1988）
- くどうなおこ：「のはらうたⅠ」，童話屋（1984）
  - 　　　　　　「のはらうたⅡ」，童話屋（1985）
  - 　　　　　　「のはらうたⅢ」，童話屋（1987）
  - 　　　　　　「のはらうたⅣ」，童話屋（2000）
  - 　　　　　　「のはらうたわっはっは」，童話屋（2005）
- 伊藤英治編：「ことばあそび1年生～6年生」，理論社（2001）
- 小佐田定雄：「5分で落語のよみきかせ」，PHP研究所（2005）

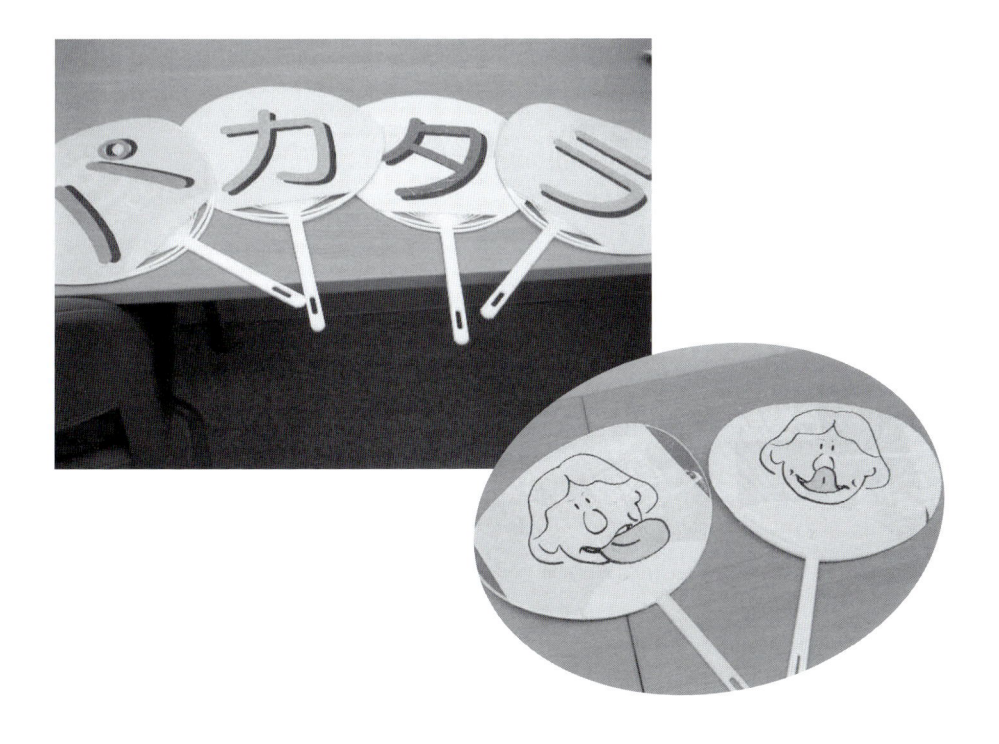

❸ 食事指導編

　口腔機能向上プログラムを実施するにあたり，食事中の観察が重要であることは，前章で述べた。その観察の際に抽出された問題点について，指導を行う必要がある。本章では，前章に述べたアセスメント項目にそった指導内容を記載している。

　食べる機能（摂食・嚥下機能）がよりよくはたらくことを促すためには，「食事環境」，「食事内容」，「食事方法」の指導が3つの柱となり，これらの問題点を整理し，指導を行う。

1. 食事環境

（1）食事をするときの基本姿勢

1）テーブルといすの関係（図4-8）

　① **テーブルの高さ**　　肘をのせたとき肘関節がほぼ90度に屈曲する高さがよい。

　② **いすの高さ**　　股関節，膝関節がほぼ90度に屈曲し，足底が床面に接する高さがよい。

　③ **いすの背もたれ**　　上半身（体幹）を垂直に保ちやすい角度とする。ただし面積が広すぎると，かえって姿勢が崩れやすくなることがある。

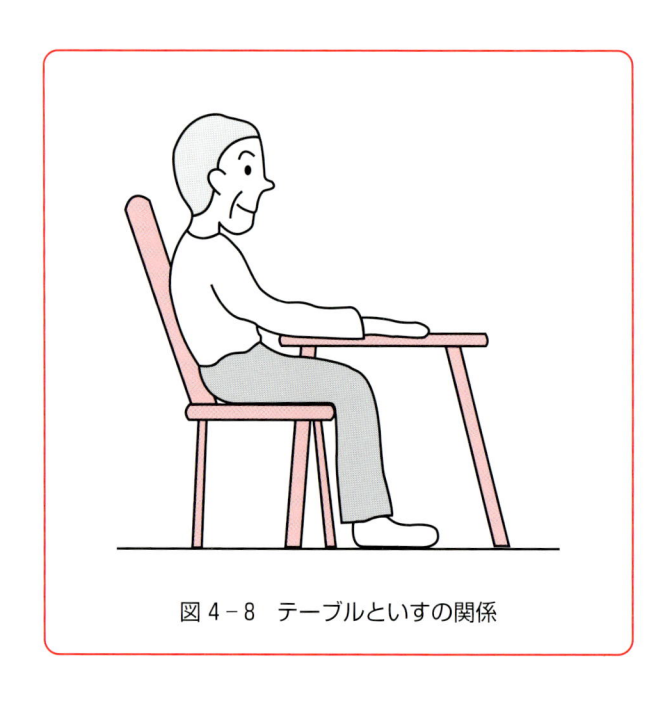

図4-8　テーブルといすの関係

④ **テーブルといすの距離** 正しい姿勢を保ったとき，鳩尾のあたりに握りこぶし1個分くらいの隙間があく程度の距離が適当である。鳩尾の前あたりが人間工学的に，もっとも作業しやすい場所であるとされており，食事も同様である。

（2）食器具の選び方
1）**手と口の協調運動に問題がある**（図4-9）
① **握力が弱い場合** スプーンやフォークのグリップ部を太くする。
② **食物をすくう力が弱い，動きが悪い場合** 一方の縁を高くした介助皿などを用い，スプーンのボール部を縁に当ててすくえる工夫をする。皿が滑らないよう，利き手と反対の手で皿をささえるよう促し，皿の下には滑り止めマットを敷く。

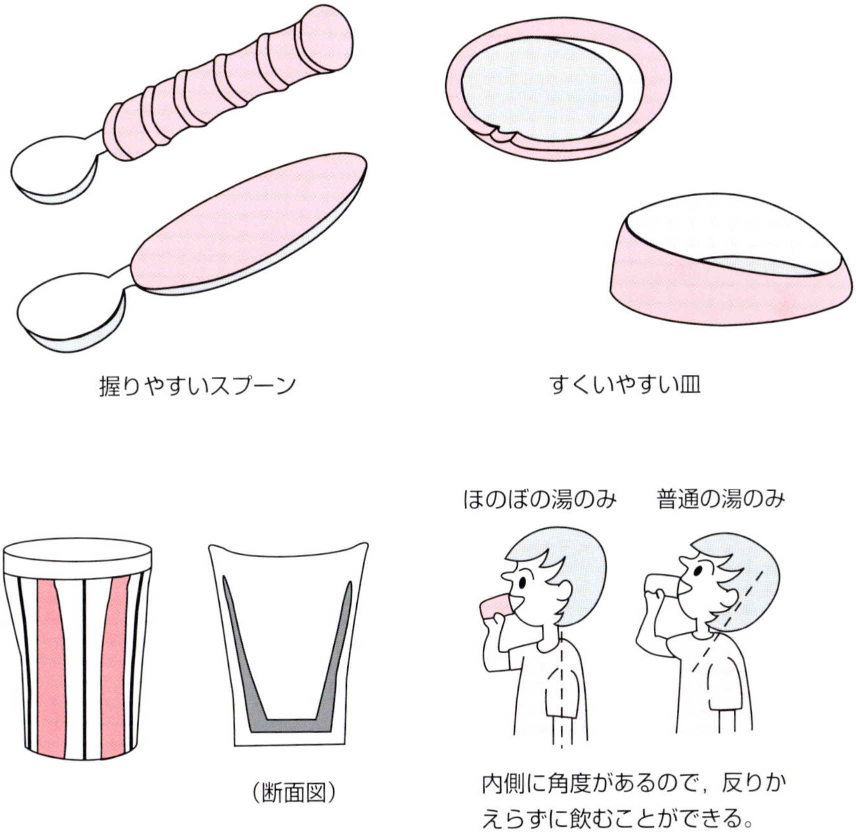

握りやすいスプーン　　　　　　すくいやすい皿

（断面図）

ほのぼの湯のみ　　普通の湯のみ

内側に角度があるので，反りかえらずに飲むことができる。

むせにくいコップ「ほのぼの湯のみ」〔㈱コラボ　http://www.colabo.jp〕

図4-9　使いやすい食器具

③ **手が口元まで届きにくい場合**　肘の下に台を置き，口元までの距離を短くする。肘の位置が引けていたら，肩関節の前あたりに誘導する。手の動きの非協調で，スプーンが口の正面まで届かない場合は，グリップ部が曲がったものを使う。

　④ **口で取り込む機能はよいが，手の機能に問題がある場合**　食物をすくいやすいように，また運ぶ際にこぼれないように，スプーンのボール部はやや大きめで，深めでもよい。

　⑤ **口唇を閉じる力が弱い，うまく取り込めない場合**　スプーンのボール部の幅は口唇間距離のおよそ2/3を目安とする。ボール部の深さは浅めがよい。

　2）**認知機能に問題があり，食具を使うとうまく食べられない場合**（図4-10）

　① **食物の認知がむずかしい，食具を操作することが困難な場合**　手づかみで食べても自然なメニューを多くし，手指からの感覚入力による認知の促進を期待して，手づかみ食べ中心にする。

（3）食事時間の目安
1）食べるスピードと全身への負担とのバランス

　食事時間はおよそ20〜40分程度とする。早すぎると，喉に詰まらせたりむせたりすることの原因になり，また，消化にもよくない。遅すぎると疲労の原因にもなるため，適度に切り上げるべきである。

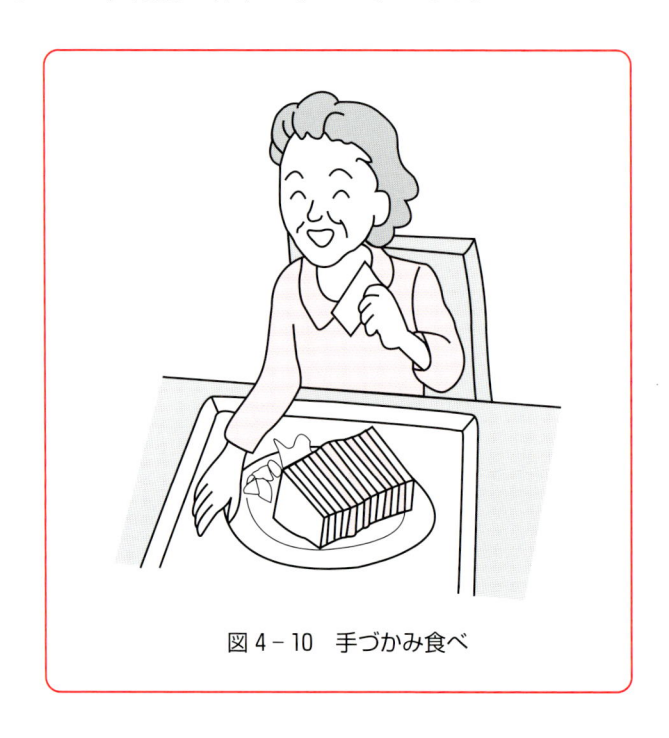

図4-10　手づかみ食べ

2. 食事内容

1）食べる機能に合わせた食形態の重要性

① **咀嚼するための器官（口唇，頬，顎，舌など）の力が弱い，協調運動が悪い場合**　徐々に食物のかたさをやわらかくしていく。

② **咀嚼する力や協調運動は悪くないが，歯の喪失によりかみ合う歯が少ない場合**　かたさを変えずに大きさを小さくする（刻む）対応でも食べやすくなることがある。ただし全く歯がない（無歯顎）場合には，刻み食は食べづらいため，かたさをやわらかくする対応がよい。

③ **飲み込み（嚥下）に問題がある場合**　粒の残らないなめらかな食形態にする。

2）食べる機能が弱ってきたら，食べやすい食品を選ぶ

① **喉ごしがなめらか**　喉を通過するとき，なめらかでべたつかない食品がよい。

② **粒がない**　咀嚼する力が弱くなっている場合には，小さな粒々は，ある程度大きさのあるものよりすりつぶしにくいため，飲み込めないことがある。なるべく粒が残らないよう，均一な食形態がよい。

③ **流れがゆっくり**　口のなかに入ってから流れが速すぎると，一気に喉の近くまで入り込んでむせてしまうことがある。ある程度流れのゆっくりした，まとまりのあるもののほうが飲みやすい。水は安全と思われがちであるが，一塊になろうとする特性がないため流れが速い。液体はむせやすい性状であり，注意が必要である。

④ **水分と粒が分離しにくい**　むせやすい，飲み込みづらい場合には，味噌汁などのような食物は口のなかで両者が分離してしまうためむずかしい。とろみをつけるなどして，まとまりやすくする工夫が必要である。

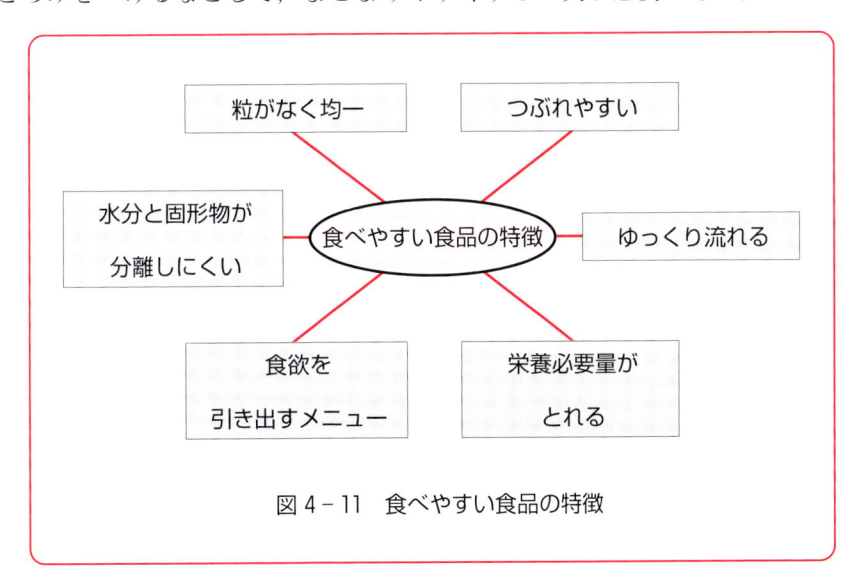

図4-11　食べやすい食品の特徴

⑤ **つぶれやすい**　咀嚼の機能が弱ってくると，食物をすりつぶしきれなくなる。特に，舌と上あごではさんで押しつければ変形しやすいにもかかわらず，実際はつぶれにくいような「練り製品」，「餅」などは非常に食べづらく，ときに窒息の原因にもなる。ある程度，舌と上あごで押しつぶせるようなやわらかさのものが安全である。

⑥ **見た目のおいしさ**　どんなに安全な形態の食品でも，見た目が悪ければ食べる意欲がわかず，ひいては機能的な動きも悪くなる。食形態を調整した「刻み食」や「ペースト食」でも，型に詰めてテリーヌにしたり，シチューにしたり，いろどりを工夫するなどして，食欲のわくメニューに心がける。

⑦ **必要な栄養がとれる**　食べる機能が弱ってくると，一度に食べられる量も減ってくる場合がある。少量で効率よく栄養がとれるよう，高カロリーや栄養素の多く入った市販品を利用するのもよい方法である。

3. うまく食べられないときの食事方法の指導

摂食・嚥下機能不全の場合には，さまざまな原因・症状が重複して認められる。それぞれの原因に合わせた指導が必要である。

（1）むせる
1）口唇がうまく閉じられない
① **麻痺があり閉じられない**　食事時，特に嚥下時に口唇を閉じることを意識し，麻痺などで閉じられなければ本人の指で軽くおさえるようにするとよい。

② **しゃべりながら食べる**　吸気の瞬間に食物を吸い込んでむせることがあるため，食事に集中できる環境を設定する。

2）食べるペースが早すぎる，一口の量が多すぎる
① **食事以外の周りが全くみえていない**　できるだけ周りにも注意が向き，食事の雰囲気を楽しみながら食べられるような環境を設定する。ゆっくりとおしゃべりをしながら食事できるとよい。ひとりきりで食べるなど，孤食を避ける。

② **昔から早く食べる習慣があった，詰め込んでしまう**　食事のペースは習慣的なもので直しにくいが，周りが声かけをしてゆっくり食べることを促す，食物を分けるお皿（小鉢）を多くして小出しにし，一度に食べきらないようにする，などの工夫を行う。

3）本人の食べる機能に合わない食形態
① **咀嚼できない**　常食や刻み食は，咀嚼できない場合丸飲みとなり，むせを引き起こす。かたさをやわらかくしたり，とろみをつけるなどの工夫を行う。

（2）食べこぼす
1）口に入る前の段階に問題がある
① **食物を認知しづらい**　本人の意識が向きやすい場所に食膳を置くようにする。また，手指からの感覚刺激によって認知が入りやすくなるので，手指から直接食べられるメニューを工夫することも効果的である。

② **運ぶまでにこぼす，口唇での取り込みがうまくいかない**　食具の柄を太くしたり，口に届きやすいよう屈曲された使いやすいものを使用する。

2）口唇がうまく閉じられない
① **麻痺がある**　口唇で食物を取り込むところ（捕食）から，咀嚼，そして嚥下まで口唇を閉じることを意識し，閉じられなければ本人の指で軽くおさえるとよい。

② **しゃべりながら食べる**　口に食物が入っているときにしゃべると，口唇からこぼれ落ちることになるため，食事に集中できる環境を設定する。

（3）あまりかまない，丸飲み
1）かむための歯がない
① **無歯顎である，奥歯（臼歯）でかみ合う歯が少ない**　かまずに丸飲みしてしまうため，十分な咀嚼を行うためには，義歯の使用が重要である。

2）本人の食べる機能に合わない食形態
① **咀嚼できない**　常食や刻み食は，咀嚼できない場合丸飲みとなる。かたさをやわらかくしたり，とろみをつけるなどの工夫を行う。

3）食べるペースが早すぎる，一口の量が多すぎる
① **食事以外の周りが全くみえていない**　できるだけ周りにも注意が向き，食事の雰囲気を楽しみながら食べられるような環境を設定する。ゆっくりとおしゃべりをしながら食事できるとよい。孤食を避ける。

② **昔から早く食べる習慣があった，詰め込んでしまう**　周りが声かけをしてゆっくり食べることを促す，食物を分けるお皿（小鉢）を多くして，一度に食べきらないようにする，などの工夫を行う。

（4）ため込む
1）食べるペースが遅い
① **周りを気にしてばかりいる（気が散る）**　人が動いたり，また知らない人がいると食べなくなってしまうことがあるため，落ちつける環境で食事できるように工夫する。

② **食器具が不適当**　手指の機能が悪く，はしなどがうまく使えないために時間がかかってしまう場合には，本人の手指機能に合った食具（柄などを工夫したスプーンやフォークなど）を使用する。

2）食事の量が多い

① **本人の許容量以上の食事が出ている**　適量で十分な栄養が摂取できるメニューとする。

3）本人の食べる機能に合わない食形態

① **咀嚼できない**　常食や刻み食は咀嚼の機能が悪いと処理できず，結果的に口にためてしまうことがあるため，かたさをやわらかくしたり，とろみをつけるなどの対応を行う。

② **嚥下できない**　嚥下機能自体に問題がある場合には，摂食・嚥下障害が重度であることを意味するため，専門機関と相談し，口から食べることが可能かどうかといった判断をする必要がある。

4）食欲がない

① **好き嫌いの問題**　本人にメニューの選択権がない場合には，食べられずに結局口のなかに入ったまま飲み込まないことがある。本人の嗜好を把握しておくことが大切である。

② **不愉快な経験**　食事にまつわる不愉快な経験（無理やり食べさせられた，窒息したことがある，食事の雰囲気が悪かったなど）があった場合，食事を拒否することがある。食欲のわくような雰囲気をつくり，意欲を促すことが必要である。

（5）タンがいつもからんでいる

食事をするとタンが増える場合には，重度嚥下障害が疑われるため，特に注意が必要である。必ず医師との連携を行うようにする。

1）咽頭期の嚥下機能に問題がある

① **口腔内が汚れている**　万が一誤嚥したときに口腔・咽頭領域の汚れが肺に入らないよう，食前・食後の口腔ケアを必ず行い清潔な状態で食事するようにする。

② **タンがらみが重度**　食前に咳払いをして喀痰しておくか，吸引してもらう。

③ **食事するとタンが増える**　誤嚥が疑われるため，パルスオキシメータで呼吸動態をモニタリングしながら食事すると，全身状態を推し量る目安になる。

第 5 章

知らないではすまされない口の知識

① 口の基礎知識

1．口腔の解剖，機能を知る

（1）歯について

1）歯 の 数

　歯は，片側で親知らずと呼ばれる第3大臼歯を入れると8歯ある。これが上下左右にあるので，全部で32歯存在することになる。前歯は犬歯と呼ばれる糸切り歯から糸切り歯までをいい，3歯ある。そして，その後ろに小臼歯と呼ばれる小さな奥歯が2歯，大臼歯と呼ばれる奥歯が3歯，連なっている。

2）義歯について

① 義歯の役割

　ａ．咀嚼器官としての役割：義歯により失った歯を補うことで，食べるために必要な咀嚼機能の回復を図る。

　ｂ．発声・発語器官としての役割：歯は咀嚼器官であると同時に発声・発語器官でもある。サ行やシャ行などの歯音，歯茎音は歯や歯列と関係の深い音であり，歯を失った場合には発声・発語機能が障害される。

　ｃ．審美的な役割：前歯をはじめ，顔に占める歯の審美的な役割は大きく，みたときの印象を大きく左右する。義歯を装着していない高齢者は中・下顔面の表情が乏しくなり，いわゆる老人様顔貌を呈する。

　ｄ．社会的な役割：歯は，咀嚼器官，発声・発語器官であり，また義歯は顔貌の一部を形成する。みずからの歯を失った高齢者が社会的な生活を送るためには義歯の存在は必須である。さらに，義歯の入っていない口元の貧弱さは，人の尊厳にも影響を与える。また，死後においても義歯の存在は口元の豊かさを表現する。

② 義歯の種類　　義歯は歯列の再構築による咀嚼機能の維持を目的としたいわば人工臓器である。広義の義歯は大きく分けて取りはずしのできない義歯と取りはずしのできる義歯の2種類に分けられる。

　前者はブリッジ（図5-1）などと呼ばれ，欠損した歯を補うために隣り合った自分の歯をもとに複数本つながった歯を歯科用のセメントで接着して

図5-1 義歯の種類

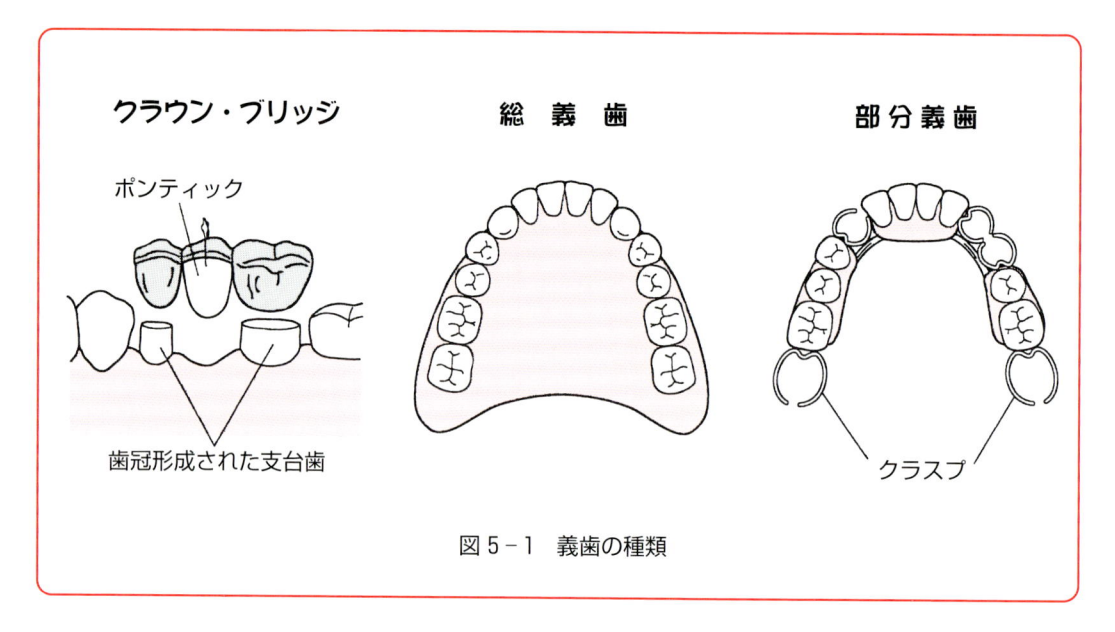

いるものである。

　一方，後者は，いわゆる入れ歯（狭義の意味での義歯，以降義歯とする）と称されるもので，口腔外にはずすことができる義歯のことである。取りはずしができる義歯には，全く自分の歯がない場合の総義歯（総入れ歯），残存している自分の歯に維持を求めている部分義歯（部分入れ歯）があり，部分義歯には口腔内に義歯を維持するための装置（クラスプと呼ばれる）の種類によって多くの種類が存在する（図5-1）。

(2) 唾液について
1) 唾液の機能

　唾液は，毎日1～1.5l分泌される。唾液の分泌の速度は，食事中，会話中，くつろいでいるときなど，行動によって変化するが，食物などの刺激がない状態でも常時分泌されている。

　唾液の分泌は，交感神経と副交感神経の二重支配を受けている。一般に交感神経刺激時（緊張しているとき）には，粘ちょう性の高い（ねばねばした）唾液が少量分泌される。一方，副交感神経がはたらく（リラックスしている）ときは，希薄な（さらさらした）唾液が多く分泌される。

　唾液は口のなかの自浄作用，殺菌作用，粘膜の保護，会話の際の潤滑作用などいろいろなはたらきをもっている。このため，唾液が出なくなるとさまざまな障害が起こることになる。

　また唾液には発がん物質の毒性を中和したり，初期のう蝕を自然修復するはたらきもある。さらに，アミラーゼによるデンプン消化作用と，舌リパーゼによる脂肪消化作用をもっている。

2）唾液腺について

　唾液腺は口腔内に唾液を供給する重要な器官である。左右3対の大唾液腺と，口腔粘膜に広く分布する小唾液腺に分けられる。大唾液腺は，耳の前下方にある耳下腺，舌の下方にある舌下腺，顎下腺がある。小唾液腺は口腔粘膜に広く分布している。

3）唾液分泌量の変化

　高齢者の約40%が口腔乾燥感やこれに関連した症状を自覚しているといわれている。一般に加齢による唾液分泌量の減少がこれらの訴えにつながっているとされていたが，一概に加齢によって唾液分泌量が減少するとはいえないようである。

　最近の研究をまとめると，加齢による唾液分泌量の低下が認められているのは，女性における安静時総唾液量，顎下腺唾液における安静唾液量，刺激唾液量，口蓋腺における安静唾液量である。高齢者は多剤を服用しているケースが多く，これらの薬剤の副作用による唾液分泌量の低下は無視できない。また，咀嚼障害を訴える人は刺激時総唾液量が減少していること，咬合支持領域の少ない人ほど，その影響を受ける。

　さらに，咀嚼機能の回復により刺激時総唾液量が増加することが知られている。すなわち，高齢者における唾液分泌の減少は，服用薬剤や咀嚼障害による修飾を受けること，特に，咀嚼する際に分泌される咀嚼刺激唾液は咀嚼障害の影響を受けること，さらに，高齢者が安静時に訴える口腔乾燥感は安静時総唾液量の多くを占める顎下腺の分泌量低下と口蓋の乾燥が原因である可能性が大きい。

（3）味　　覚

　味は栄養と毒のシグナルといわれる。甘味は糖，うま味はたんぱく質，塩味はミネラル，酸味は腐敗物，そして苦味は毒物のシグナルとして，生命を維持するために重要なものである。味覚機能を示す味覚閾値の検討からは加齢により味覚閾値が上昇を示す（味が感じにくくなる）とした研究が多い。

　味覚は，口腔粘膜にある味蕾細胞に食品から唾液によって溶け出した味物質が届けられることで感じる。味蕾の2/3は舌の上に存在するため味は舌で感じているといってもよい。

　加齢とともに味蕾の数は減少するといわれている。しかし，年齢とともに味覚の機能が低下するといったはっきりしたデータは存在しない。味覚障害は栄養素の欠乏，薬の副作用や腎障害，肝障害，胃腸障害などによって起こる。

　これらの病気は若い人よりも年配の人がかかりやすく，そのことが高年齢の人に味に関する訴えが多く聞かれる原因かもしれない。また，風味性障害

と呼ばれるにおいを感じる感覚が障害されることによって起こる場合も多い。このことから，味は口のなかにある味蕾だけで感じているのではなく，食事中の化学物質が空気にのって口のなかから鼻へ入り，においとしても味を感じているのがわかる。

　高齢者に多発するカンジダ症は口のなかのカンジダ菌が増加することによって起こるが，カンジダは舌の上で薄い膜をつくって増殖することから味のセンサーである味蕾を覆ってしまい，味を感じにくくしている。カンジダ菌の増殖は口のなかの清掃でコントロールすることができるために，舌の清掃（図5-2）や歯ブラシの励行はおいしく食べるために必要となる。

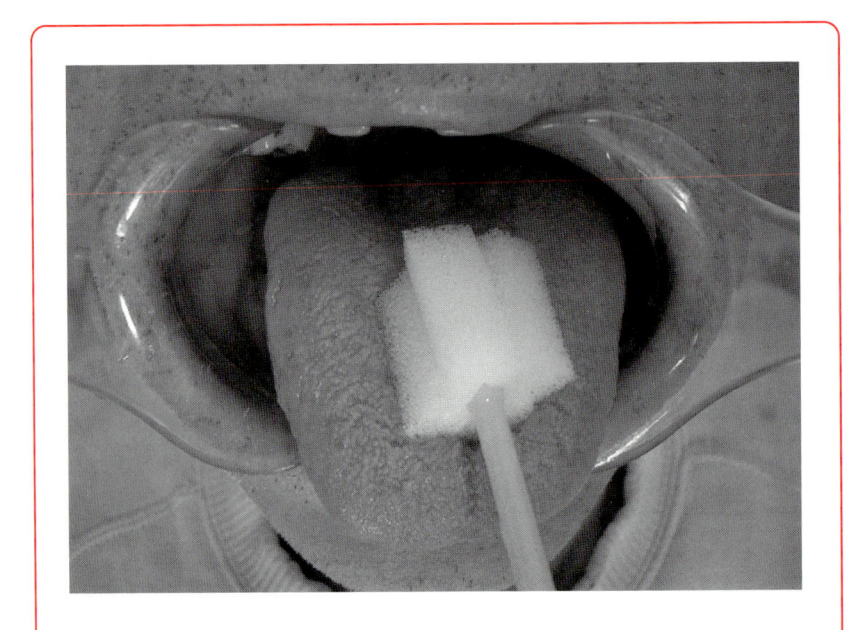

図5-2　舌スポンジによる掃除

2. 高齢者の口腔内の特徴を知る

この項では高齢者の口腔内の特徴をみていく。

(1) 歯を失っている

高齢者の多くは歯を失っている。歯を失う主な原因の9割は，う蝕による歯の崩壊または歯周病による歯を支えている構造の崩壊による。高齢になるほど歯を失い，1999年の歯科疾患実態調査によると50歳での1人平均喪失歯数は4.9歯であり，60歳で10.5歯，70歳で16.6歯，80歳で24.5歯と増加の一途をたどる。

歯の喪失は下顎の大臼歯より始まる。現代の日本人の平均欠損形態を1999年度歯科疾患実態調査のデータをもとに示す[1]。59歳で下顎の第1大臼歯を失うのを皮切りに，61歳までに上下の第2大臼歯と第2小臼歯を，63歳には上顎の第1大臼歯と小臼歯を，そして，67歳には最後に残った臼歯である下顎第1小臼歯を失い，同時に喪失は前歯に及び上顎の中切歯と側切歯を失う。71歳には上顎の犬歯と下顎の中切歯，側切歯を失い，上顎は無歯顎となる。そして，76歳には最後に残った下顎の犬歯を喪失し，下顎も無歯顎となる（図5-3）。その結果，60歳代の高齢者においては約半数の人が局部床義歯または総義歯を使用している。また，80歳代では半数の人が総義歯を装着しているといわれている。

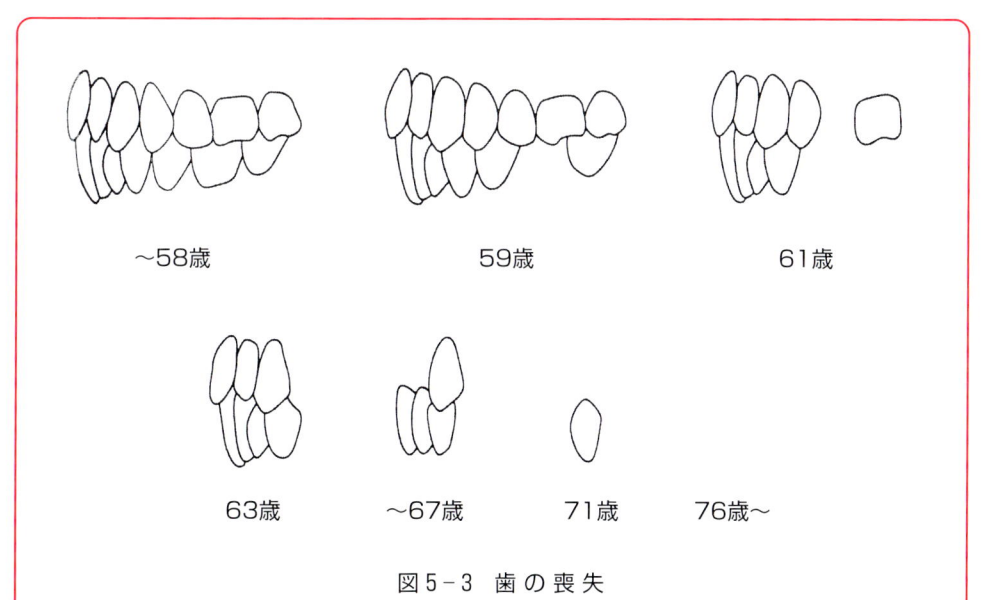

図5-3 歯の喪失

出典) 菊谷　武：高齢患者の有する摂食上の問題点と対応（2）咀嚼能力・意識の低下とその対応, 栄養評価と治療, 21（5）, 451（2004）

（2）残根歯が多い

　歯の喪失の増加とともに，歯根部だけ残存する歯（残根歯）（図5-4）の増加も特徴的である。

　当院外来に訪れた376名の高齢者の調査では，15.1％の患者に根面の未処置歯がみられた。現在歯における残根歯の割合も16.4％を占めていた。歯種別では前歯に多く，特に犬歯に多い特徴を示した。

　人間の身体のなかで，歯は，身体のなかから外に生え伸びる唯一の特徴をもった器官である。このことは，身体の外（口のなか）から細菌や汚染物が歯を伝わって入り込む危険を有していることを示している。特に，残根歯の場合，本来，血管や神経を含む歯髄を収めている根管が露出しており，この根管が防腐剤などで塞がれていない場合に，この根管を通じて，体内へ細菌が侵入する。残根歯は，全身感染症の原因になることもあり，注意が必要である。これら残根歯は保存し，利用することは困難である場合が多く，感染予防の観点からも抜歯が適応となる場合が多い。

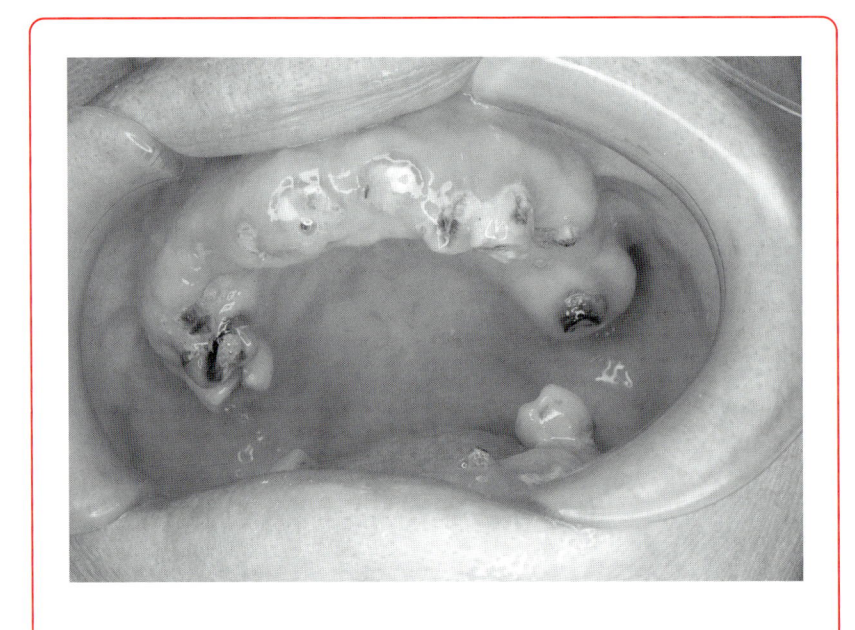

図5-4　残根歯

（3）かみ合う歯が少なくなる

　喪失歯と歯根歯の増加は，咬合支持（かみ合う歯）の喪失につながる。図5-5は特別養護老人ホームと通所介護施設を利用している高齢者の咬合支持について示している。特別養護老人ホームの利用者の多くは，自分の歯による咬合支持が失われているのがわかる。それと同時に，失われた咬合支持が義歯によって補われていない人が，半数にも及ぶことも示している。通所介護施設利用者においても，4割の人が自分の歯による咬合支持を失い，そのうち，1/3程度の人が，義歯による回復を受けていないことがわかる。

　これら，現在歯数の減少に伴う咬合支持領域の喪失は高齢者の食機能に多大なる影響を与えることになる。

（4）かむ機能が低下している

　歯の欠損に伴い，かむ能力つまり咀嚼する能力はどの程度低下を示すのだろうか。正常な歯列を有する人の咀嚼をする能率を100とした場合，1歯欠損した人の場合その能率は約半分に低下し，多数歯欠損（2～7歯の欠損）を示す人の場合，7割近く低下することがわかっている。また，総義歯装着患者の咀嚼能率は，わずか35.9％であったという。意外に低い値であることに驚かれるであろう。この結果，歯の欠損とともに，かむことができない食品はかたいものを中心に多くなり，喪失歯が8歯を超えると，急激に増加することが明らかとなっている。また，歯の欠損が多くなると，野菜や肉類などを食べにくくなるために，食物繊維やビタミン類，鉄の摂取量が低下することが多くの研究で示されている。

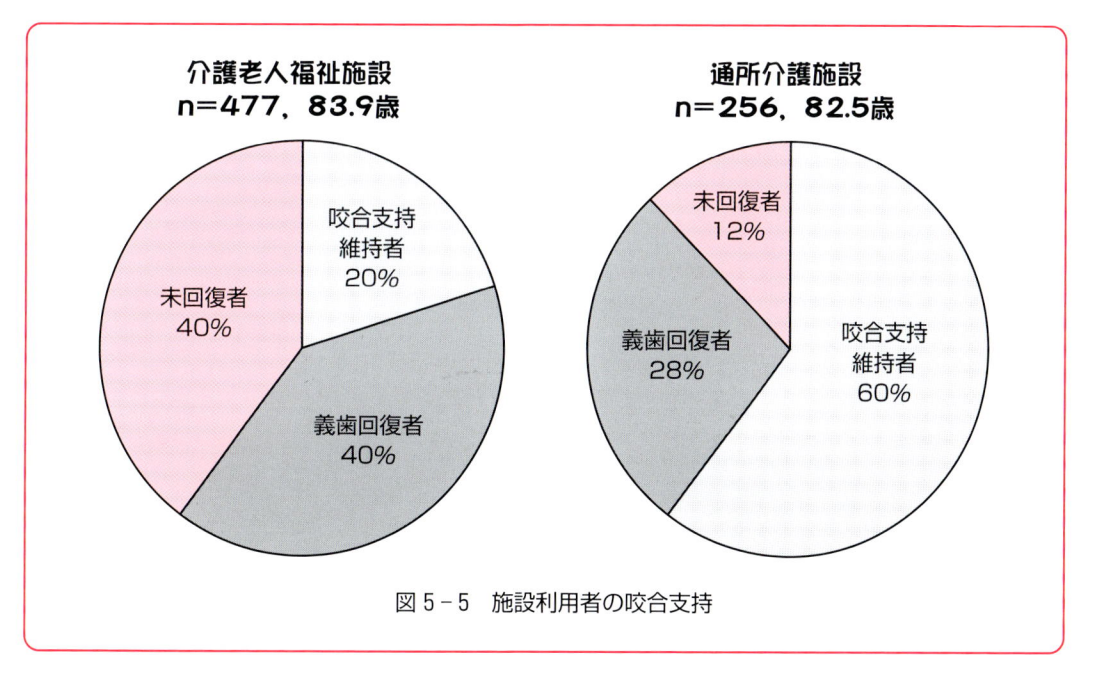

図5-5　施設利用者の咬合支持

介護老人福祉施設　n=477，83.9歳
- 咬合支持維持者　20%
- 義歯回復者　40%
- 未回復者　40%

通所介護施設　n=256，82.5歳
- 咬合支持維持者　60%
- 義歯回復者　28%
- 未回復者　12%

2 摂食・嚥下の基礎知識

1．摂食・嚥下のメカニズム

　　　　人間の嚥下のしくみを支えている構造は，咽頭を中心に上側は口腔と鼻腔に，下側は気管と食道に分かれている。嚥下の際，食物は口腔から咽頭を経て食道に入る。また，呼吸に必要な空気は鼻腔から咽頭，喉頭を経て気管に入る。つまりこの2つの機能はともに咽頭を経由して行われている（図5-6）。咽頭は普段，呼吸のために使用されているが，食物や唾液を飲み込む瞬間だけ嚥下のために使用される。このとき，口から入った食物が呼吸の道である鼻腔や気管に入り込まないために，軟口蓋や喉頭蓋は食物の移動に合わせてタイミングよくそれぞれ鼻腔と喉頭を閉鎖（鼻咽腔閉鎖，喉頭閉鎖）しなければならない（図5-7）。

　　　　人間は誤嚥の宿命をもって生まれてきているといわれている。それは，人間の咽頭の構造がサルなどのほかの哺乳類に比べて，誤嚥をしやすい構造になっているためである。人間以外の哺乳類は呼吸と嚥下の2つの機能を立体交差方式で交通整理しているといえる。これに対し人間は2つの流れが明確

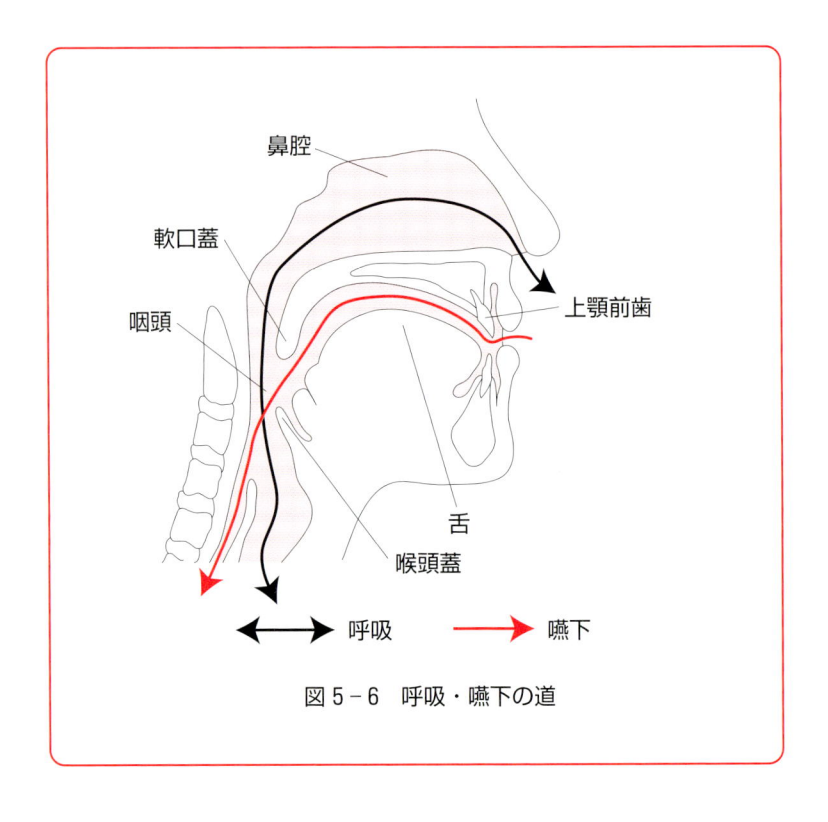

図5-6　呼吸・嚥下の道

図5-7 鼻咽腔閉鎖・喉頭閉鎖

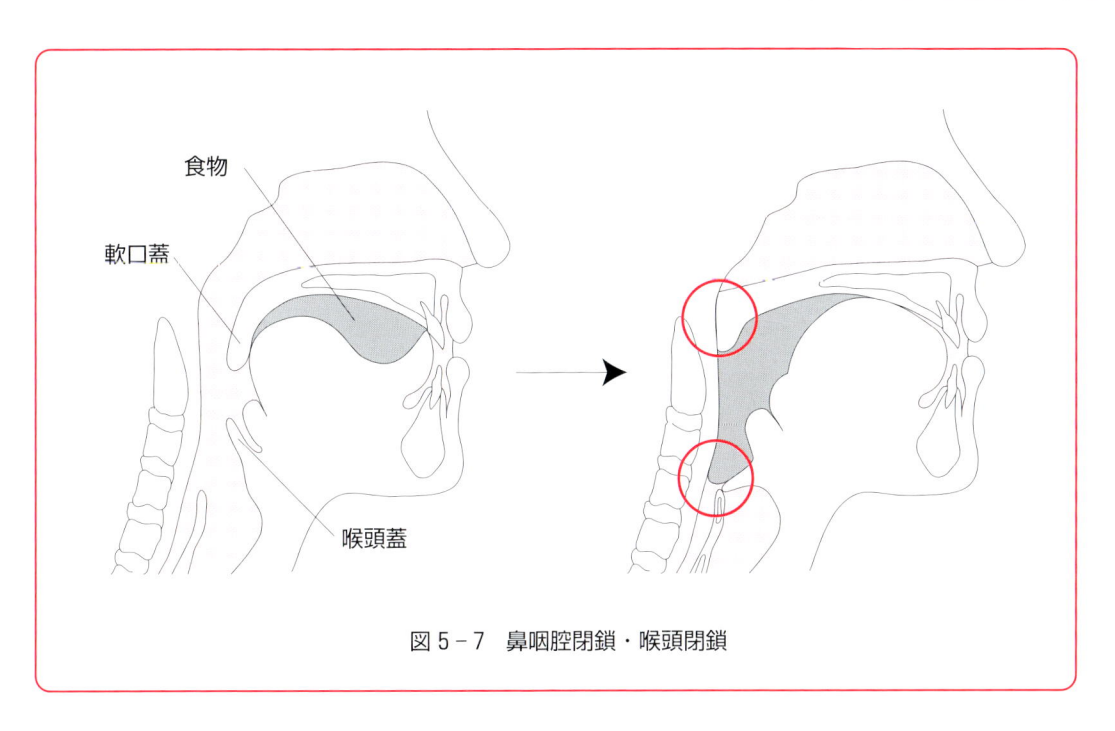

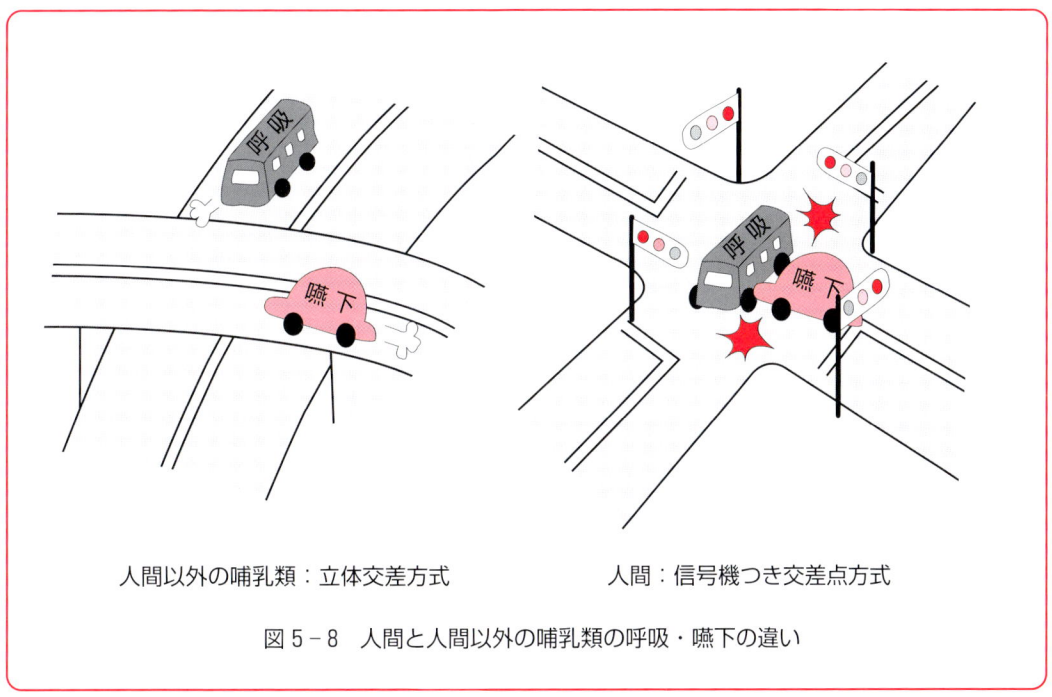

人間以外の哺乳類：立体交差方式　　　人間：信号機つき交差点方式

図5-8 人間と人間以外の哺乳類の呼吸・嚥下の違い

に区分されておらず嚥下をする間，一瞬だけ呼吸を止めるという信号機つきの交差点方式で交通整理を行っている。つまり，何らかの問題が起こったときにこの信号機が誤作動を起こし，誤嚥の危険を招くことになる（図5-8）。

2. 危険な咽頭構造のメリット

　人間がサルから進化したとすれば，人間はどうしてこんな危険きわまりない咽頭の構造になったのだろうか。人間は咽頭の構造が原因となる危険な問題を背負った代わりにほかの哺乳類にはない複雑な発声ができることになった。これにより，人間ならではの高度なコミュニケーションの手段を得たことになる。

　人間がほかの哺乳類にない複雑な発声ができるのは，一つにこの咽頭の構造にある。ここで，声を出すメカニズムを考えてみる。声は呼気（吐く息）で声帯を震わせることで表出される。ただし，この声はまだいわば音に近いものでこの音をしゃべるために必要な複雑な声に加工するためには自由に動く口唇や舌などが存在する口に導かなければならない。これには，嚥下の際に食物が鼻腔に逆流するのを防ぐ弁である軟口蓋で，鼻腔への道をふさぐ必要がある。

　人間はこの軟口蓋の機能が非常に発達しており，この機能が，複雑な咽頭の構造を支える重要な役割を演じている（図5-9）。

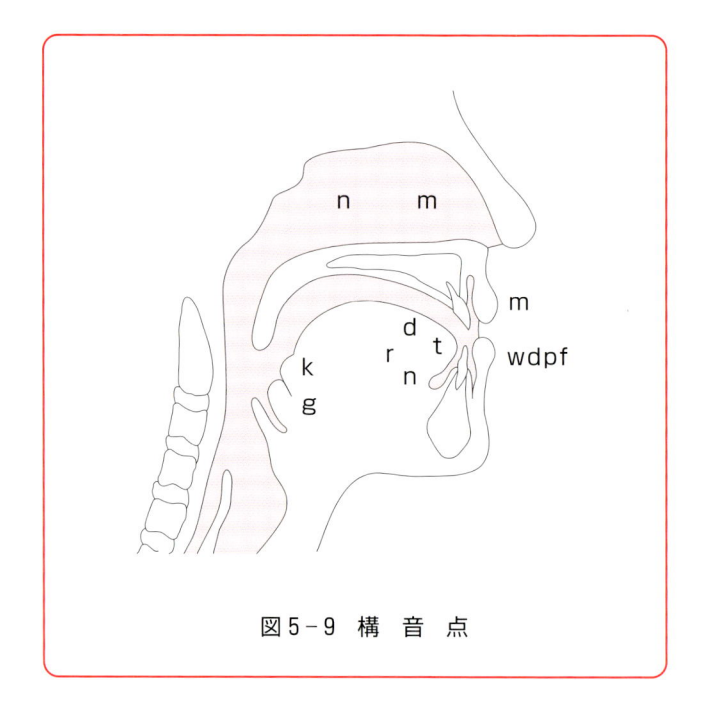

図5-9　構音点

3. 摂食・嚥下のメカニズムとその障害

　摂食・嚥下は食物を認知することから始まり，口のなかに取り込み，咽頭，食道を経て胃に至るまでの過程をいう。この嚥下運動の流れは，何をどのように食べるかを判断し口腔まで適度な量の食物を運ぶ先行期（認知期），食物を捕食し咀嚼し食塊を形成する時期である準備期（咀嚼期），食塊を口腔から咽頭に送り込む口腔期，咽頭から食道へ至る時期である咽頭期，そして食道を経て胃へ至る食道期に分類することができる。

（1）先行期とその異常

　先行期はさまざまな感覚情報や空間情報をもとに食物の種類，形態，色，位置などを認知し，過去の経験などにより，食べる速さや量を予測，決定する（摂食行為のプログラミング）時期である。脳血管障害の慢性期などに起こる軽度の意識障害や注意の低下によって，覚醒と注意の持続が不十分であると，食事動作が開始できない，食事の途中で注意がそれてしまうなどの問題が生じる。認知症にみられる摂食行為のプログラミングの異常はがつがつ食べや異食の原因となる。

（2）準備期（咀嚼期）とその異常

　準備期は食物を口唇や前歯で捕食（取り込み）し，嚥下するのに適した食塊を形成するために舌，頬，口蓋，歯を使って咀嚼する時期である。

　食物は口唇の閉鎖や前歯の咬合によって取り込まれ（捕食），咀嚼によって嚥下に適した形態に加工処理される（図5-10, 5-11）。歯の疼痛や欠損，義歯の不適合は咀嚼障害の原因となる。また，小脳疾患などによる協調運動障害，頬や口唇，舌の運動麻痺によっても咀嚼障害が生じる。

（3）嚥下第1期（口腔期）とその異常

　食塊を口腔から咽頭へ移送する時期。舌の搾送運動と軟口蓋の挙上によって，食塊を舌根部に送り込む。さらに，舌が後方へ移動することにより咽頭へ移動する。ここでは，軟口蓋は上方に移動し，咽頭後壁と接し，鼻腔を遮断する（鼻咽腔閉鎖）（図5-12）。舌の運動障害は食塊の舌の後方への送り込みを障害し，口腔内の食物残留の原因となる。鼻咽腔閉鎖不全は嚥下圧の不足を招き，食塊の鼻腔への逆流の原因となる（図5-13）。

（4）嚥下第2期（咽頭期）とその異常

　食塊を咽頭から食道へ送り込む時期。舌根部の後方移動と咽頭の蠕動様運動によって食塊は下方へ送り込まれる。喉頭挙上による喉頭蓋の倒れ込みと，声門閉鎖によって喉頭閉鎖が行われ誤嚥が防止される。食道入口部は嚥下時

図 5-10 準備期側面図

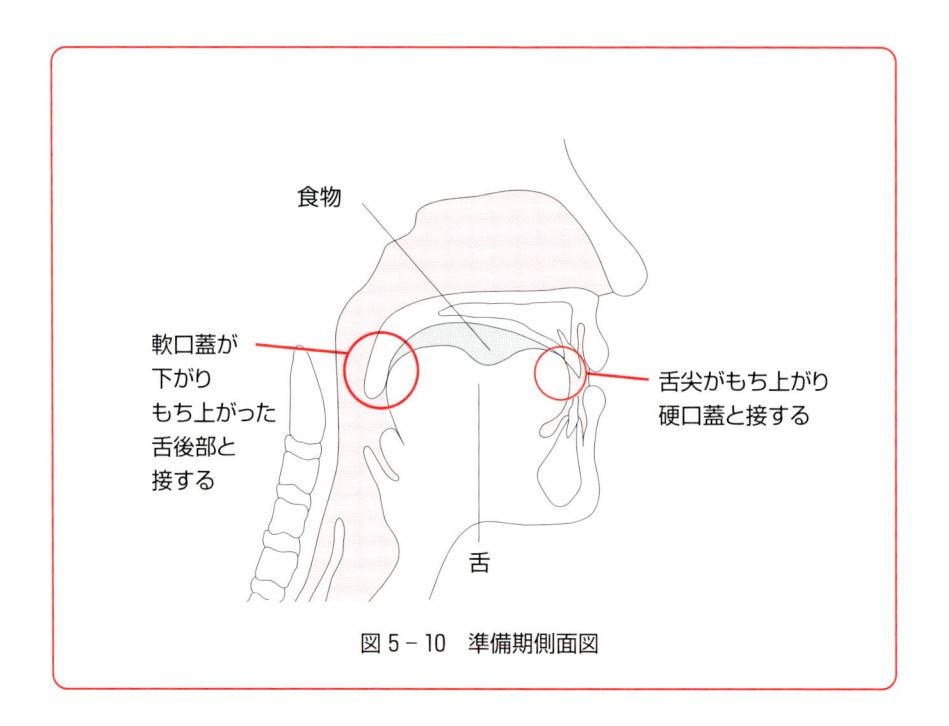

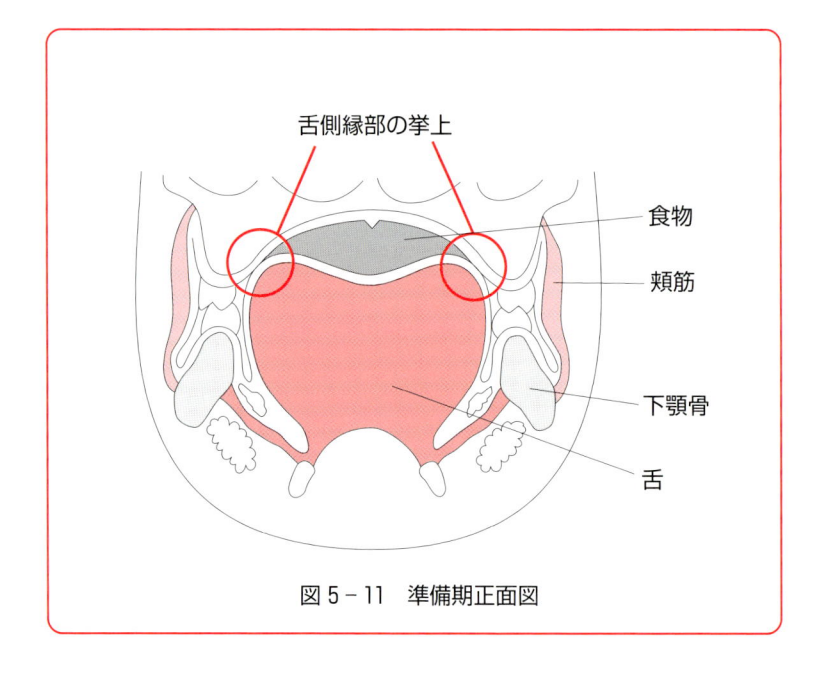

図 5-11 準備期正面図

図5-12 口腔期

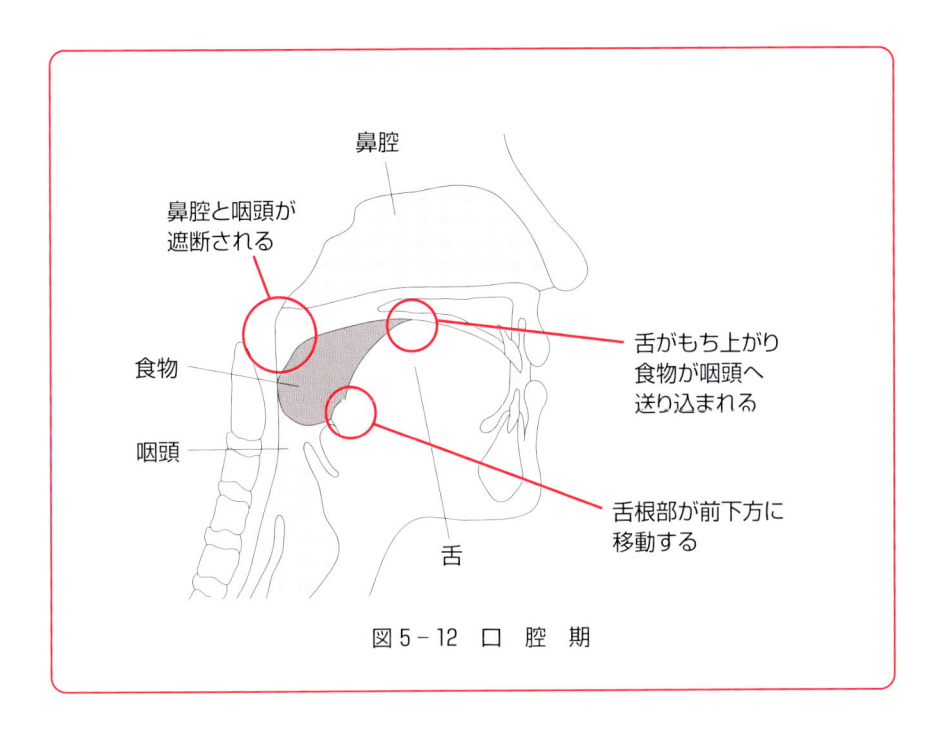

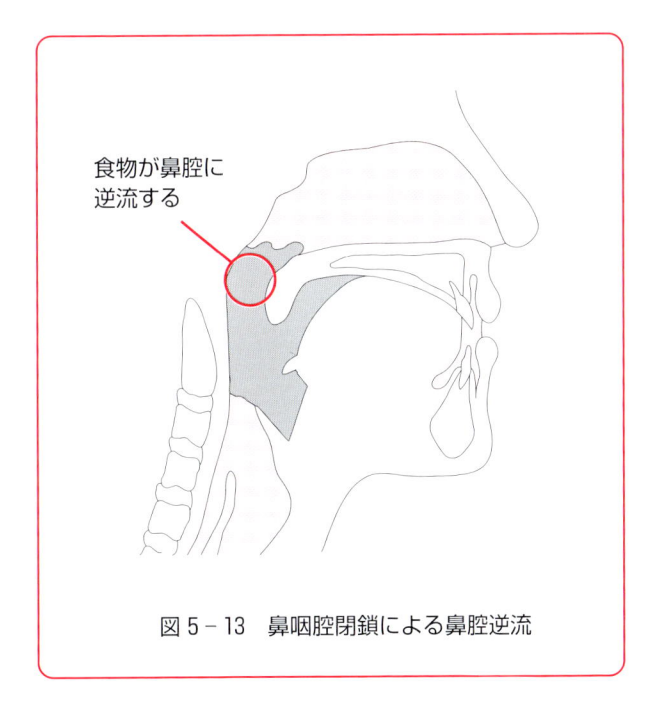

図5-13 鼻咽腔閉鎖による鼻腔逆流

に輪状咽頭筋の弛緩と喉頭の前上方への移動によって開かれる（図5－14）。
　咽頭収縮の不足は咽頭におけるクリアランスに影響を与え咽頭への食物残留につながる。食物が声門を越えて気管に侵入するとそれを誤嚥という（図5－15）。

（5）嚥下第3期（食道期）とその異常
　食道の蠕動運動によって行われ，食塊を食道から胃へ送り込む時期。食塊は食道入口部より食道に入り蠕動運動によって胃へ運ばれていく。食道の蠕動運動とともに逆流防止弁としての輪状咽頭筋と胃の入口部にある食道胃境界部括約筋のはたらきが重要になる。食道癌などの存在によって問題が生じる（図5－16）。

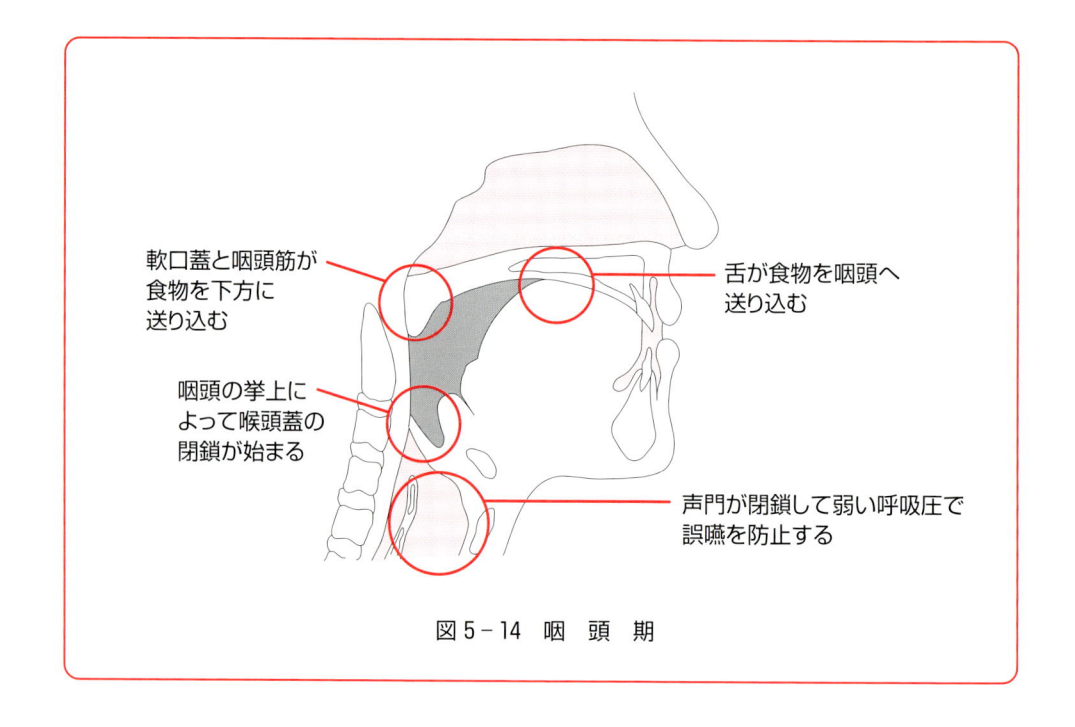

図5－14　咽　頭　期

食物を誤嚥する

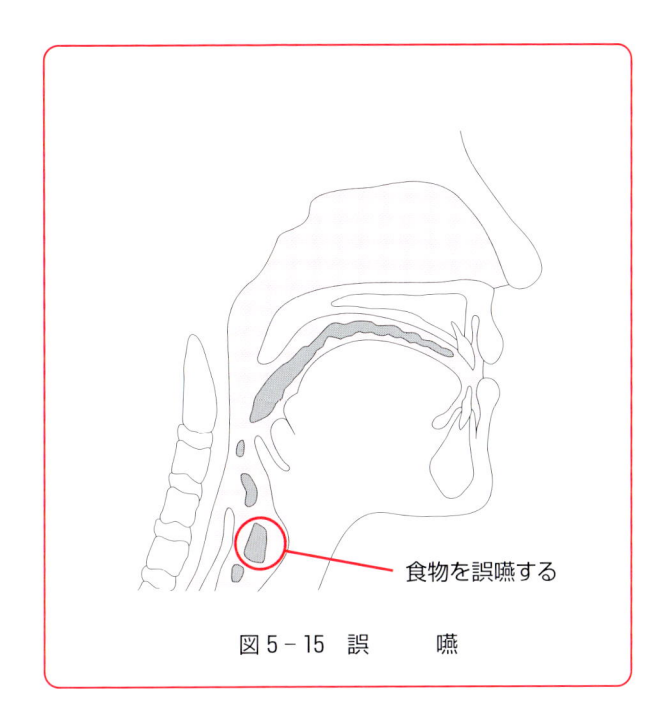

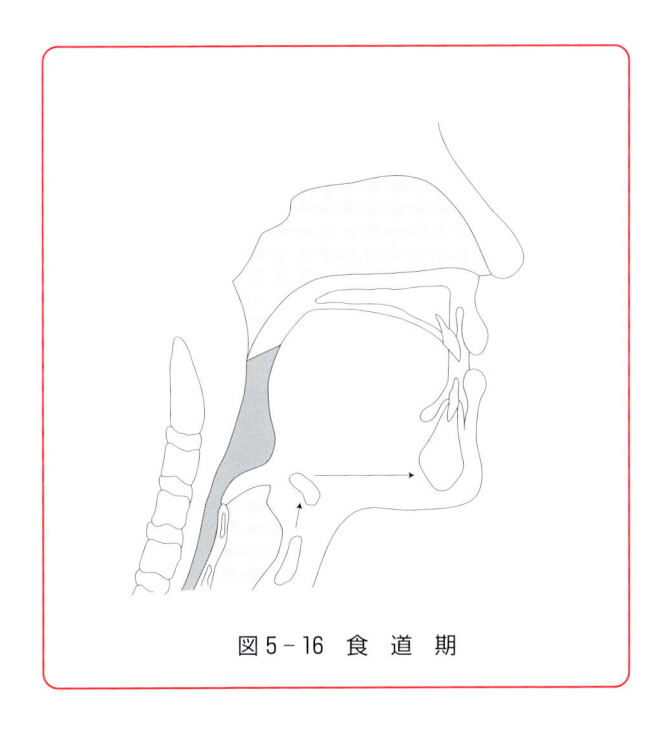

図5-15　誤　　嚥

図5-16　食　道　期

4. 嚥下障害をきたす疾患

摂食・嚥下機能は加齢とともに徐々に低下を示すことが知られている。一方，疾患が原因で，障害を示すこともあり，それらの基礎疾患をもった参加者には注意が必要である。

(1) 嚥下障害をきたす疾患の分類

嚥下障害の分類に関してはいくつかの提唱がなされているが，本書では，堀口が提唱している分類について紹介する（表5-1）。

1）器質性嚥下障害

棚橋らの分類の静的障害に相当する。口腔，咽頭，食道などの食物の通過路の異常による障害である。口腔や咽頭の腫瘍，その術後，口蓋裂などの奇形，憩室などがある。これらによって起こる嚥下障害の場合，原因疾患の治療が優先され，原因疾患が治癒すれば嚥下障害も改善する場合が多い。

2）運動障害性嚥下障害

棚橋らの分類の動的障害に相当する。嚥下に関与する神経や筋肉の障害による嚥下障害で，神経内科的な疾患による。嚥下障害患者の多数を占める脳

表5-1 嚥下障害の原因とその分類

分類	原因
1. 器質性嚥下障害	①腫瘍，腫瘤
	②外傷（術後を含む）
	③異物
	④奇形（口唇口蓋裂，食道奇形，血管輪など）
	⑤瘢痕狭窄（炎症の後遺症など）
	⑥その他（食道Web，Zenker憩室，Forestier病など）
2. 運動障害性嚥下障害	①脳血管障害（仮性球麻痺，ワレンベルグ症候群など）
	②変性疾患（筋萎縮性側索硬化症，パーキンソン病など）
	③炎症
	④腫瘍
	⑤中毒
	⑥外傷
	⑦筋疾患
	⑧内分泌障害
	⑨代謝性疾患
	⑩その他
3. 機能性嚥下障害	①嚥下時痛をきたすもの（咽頭炎，多発性口内炎）
	②心因性（神経性食欲不振症，ヒステリーなど）
	③その他（認知症，うつ病など）

出典）堀口利之：嚥下障害の診断，JOHNS，12，1711～1714（1998）改変

血管障害や筋萎縮性側索硬化症などの神経変性疾患，重症筋無力症などの筋疾患などが含まれる。運動障害性嚥下障害の場合には，病因そのもの合併症ないし後遺症としての嚥下障害であることが多く，原因疾患そのものの治療とともに，嚥下障害に対する治療も行わなければならない。

3）機能性嚥下障害

食物の通過路にも嚥下に関与する神経や筋肉にも問題のない場合で，神経性の食欲不振や認知症やうつ状態などが原因となる。

5．嚥下障害の問題点

嚥下障害が生じると食事を食べる楽しみを失うばかりでなく，誤嚥による肺炎や窒息，脱水や低栄養を起こす。肺炎や窒息については先に述べたので本章では割愛する。

嚥下障害をもつ人にとって，もっとも飲みにくい食品は何であろうか。それは「水」である。先にも述べたが，水は口腔内や咽頭内でもっとも動きが早く，ばらばらになる食品であるために，誤嚥しやすい食品である。このため，嚥下障害を有するものにとって，水はむせやすい食品であり，知らず知らずのうちに避ける傾向にある。高齢者はもともと，体内の総水分量が少なく，腎機能や各種調整機能が低下しているとされている。さらに，口渇感の自覚が乏しいなどの感覚機能の低下などが存在し，脱水を起こしやすい状態であるといえる。脱水を起こすと，食欲低下，意欲低下，易疲労感，脱力，立ちくらみ，意識障害，血圧低下などを引き起こしやすくなる。嚥下障害が脱水の引き金となる可能性を周知しなければならない。

【参 考 文 献】
 1）渡辺　誠・服部佳功：歯の咬合と老化，老年歯学，**13**，3〜7（1998）

【参 考 図 書】
・堀口利之：「嚥下障害の診断」，*JOHNS*，**12**，1711〜1714（1998）
・山田好秋：よくわかる摂食・嚥下のメカニズム，医歯薬出版（2004）
・藤島一郎：脳卒中の摂食・嚥下障害，医歯薬出版（1998）

様式例

介護保険における
口腔機能向上アセスメント

厚生労働省老健局老人保健課
平成18年3月31日付老老発第0331008号

　本年4月に行われた介護保険の改正に伴い，新たなサービスとし口腔機能の向上のための口腔衛生および摂食・嚥下機能の向上に関する実地指導（以下，口腔機能向上サービスとする）が実施されることになった。このサービスは，「地域支援事業における特定高齢者施策」，「要支援者に対する新予防給付」，「通所介護サービスを受ける要介護者に対する介護給付」，「居宅療養管理指導」において実施される。これらのサービスは，個々の利用者に対してリスクの確認（サービスを開始するにあたり行う把握）とアセスメント（解決すべき問題の把握），口腔機能改善管理指導計画，モニタリングなどを行う必要がある。

　厚生労働省老健局老人保険課より平成18年3月31日付老老発第0331008号で，この際に利用する様式例が提示された。

1. 利用開始時における把握（リスクの確認）**（別紙1）**
　関連職種（介護職員，生活相談員など）が，サービス担当者（歯科衛生士，言語聴覚士，看護師等）と連携して，口腔衛生，摂食・嚥下機能に関するリスクの把握を行う。
2. 解決すべき課題の把握（アセスメント）の実施**（別紙2－Ⅰ：要支援者用，2－Ⅱ：要介護者用）**
　サービス担当者は，サービス利用開始時におけるリスクの確認を踏まえ，解決すべき問題点の把握を行う。
3. サービス担当者は，上記で得られた情報をもとに，解決すべき課題を関連職種と共同して口腔機能管理指導計画案を作成する**（別紙3）**。この原案をもとに，利用者またはその家族に説明し，サービス提供の同意を得る。
4. サービスの提供の主な経過を**（別紙4）**に記録し，**（別紙5）**には，利用者の目的の達成度，改善状況等を適宜把握する（モニタリング）。適宜行うモニタリングのもと総合評価を行い，管理指導計画の変更の必要性を判断する。

　提示されたこれらの様式例が多くの施設で利用されることで，サービスの質の向上にもなり，サービス提供の効果を統一の評価でみることができることにもつながる。

90　様　式　例

利用開始時・終了時における把握・口腔機能スクリーニング　（様式例）　別紙1

記入者：
実施年月日：　　　年　　　月　　　日

氏　名	（ふりがな）		男・女	要介護認定等
				□非該当
	明・大・昭　　年　　月　　日			要支援　□1　□2
				要介護　□1　□2　□3　□4　□5

（主治医の意見書が入手できた場合は添付する）

		質問項目	評価項目	転記	事前	事後
基本チェックリスト	13	半年前に比べて固いものが食べにくくなりましたか	1　はい　　　　　　2　いいえ			
	14	お茶や汁物等でむせることがありますか	1　はい　　　　　　2　いいえ			
	15	口の渇きが気になりますか	1　はい　　　　　　2　いいえ			
理学的検査		視診による口腔内の衛生状態	1　良好　　　　　　2　不良	／		
		反復唾液嚥下テスト（RSST）	1　3回以上　　　　2　3回未満	／		

※「転記」の欄には、サービス等実施前の基本チェックリスト、生活機能評価の結果を転記する。

		質問項目	評価項目		事前	事後
QOL	1	食事が楽しみですか	1　とても楽しみ　2　楽しみ　　3　ふつう　4　楽しくない　5　全く楽しくない			
	2	食事をおいしく食べていますか	1　とてもおいしい　2　おいしい　3　ふつう　4　あまりおいしくない　5　おいしくない			
	3	しっかりと食事が摂れていますか	1　よく摂れている　2　摂れている　3　ふつう　4　あまり摂れていない　5　摂れていない			
	4	お口の健康状態はどうですか	1　よい　　2　まあよい　　3　ふつう　4　あまりよくない　5　よくない			
食事・衛生等	1	食事への意欲はありますか	1　ある　　2　あまりない　　3　ない			
	2	食事中や食後のむせ	1　ある　　2　あまりない　　3　ない			
	3	食事中の食べこぼし	1　こぼさない　2　多少はこぼす　3　多量にこぼす			
	4	食事中や食後のタン（痰）のからみ	1　ない　　2　時々ある　　3　いつもからむ			
	5	食事の量（残食量）	1　なし　　2　少量(1/2未満)　3　多量(1/2以上)			
	6	口臭	1　ない　　2　弱い　　3　強い			
	7	舌、歯、入れ歯などの汚れ	1　ある　　2　多少ある　　3　ない			
その他	1	今回のサービスなどで好ましい変化が認められたもの	1　食欲　　2　会話　　3　笑顔　4　その他（　　　　　　　　）	／		
	2	生活意識の変化	1　前進　　2　変化なし　　3　後退　（　　　　　　　　）	／		

実施のための利用者の情報

歯科診療の状況	□なし　　□有り　　　　□1週間に1〜2回程度の治療（う蝕、歯周病、義歯作成などによる治療が中心）　　　　□1〜数ヶ月に1回程度のメインテナンス等（定期健診なども含む）
口腔機能にかかる主治医・主治の歯科医師の連絡先	診療所・病院名：　　　電話番号　：
特記事項・その他（利用者に関する食事のペース、一口の量、手の運動機能、食事の姿勢、食具等の情報等）	

解決すべき課題の把握・口腔機能アセスメント（様式例）

別紙2-Ⅰ

記入者：＿＿＿＿＿＿＿＿＿＿　職種（□ 言語聴覚士・□ 歯科衛生士・□ 看護職員）
実施年月日：　　年　　月　　日

【Ⅰ】

氏　名	（ふりがな）		男・女	病名・障害名
	明・大・昭　　年　　月　　日			

口の中の状態や訴えに関する利用者及び家族の希望	

	質問項目	評価項目	事前	事後
理学的検査	視診による口腔内の衛生状態	1 良好　　　　　2 不良		
	反復唾液嚥下テスト（RSST）	1 3回以上　　　2 3回未満		
衛生	1　食物残渣	1 なし・少量　2 中程度　　3 多量		
	2　舌苔	1 なし・少量　2 中程度　　3 多量		
	3　義歯あるいは歯の汚れ	1 なし・少量　2 中程度　　3 多量		
	4　口腔衛生習慣（声かけの必要性）	1 必要がない　2 必要あり　3 不可		
機能	1　反復唾液嚥下テスト（RSST）の積算時間	1回目（　）秒 2回目（　）秒 3回目（　）秒	1（　） 2（　） 3（　）	1（　） 2（　） 3（　）
	2　オーラルディアドコキネシス	パ（　）回/秒 タ（　）回/秒 カ（　）回/秒　※パ、タ、カをそれぞれ10秒間に言える回数の測定し、1秒間あたりに換算	パ（　） タ（　） カ（　）	パ（　） タ（　） カ（　）
	3　頬の膨らまし（空ぶくぶくうがい）	1 左右十分可能　2 やや十分　3 不十分		
その他	1　今回のサービス等の満足度	1 満足　　　2 やや満足　　3 どちらでもない 4 やや不満　5 不満		

実施のための利用者の情報

義歯の状況	□なし　□有り 　　　　□上顎　□全部床義歯　□部分床義歯 　　　　□下顎　□全部床義歯　□部分床義歯
清掃用具や食事環境の状況	
主治の歯科医師又は連携する歯科医師等からの指示	
特記事項	

口腔内状況

解決すべき課題の把握・口腔機能アセスメント（様式例）

別紙2-Ⅱ

記入者：＿＿＿＿＿＿＿＿＿　職種（□ 言語聴覚士・□ 歯科衛生士・□ 看護職員）

実施年月日　　　年　　月　　日

【Ⅱ】

氏　名	（ふりがな）	男・女	病名・障害名
	明・大・昭　　年　　月　　日		

口の中の状態や訴えに関する利用者及び家族の希望	

		質問項目	評価項目	事前	事後
理学的検査		視診による口腔内の衛生状態	1　良好　　　　　　　2　不良		
		反復唾液嚥下テスト（RSST）	1　3回以上　　　　　2　3回未満		
衛生	1	食物残渣	1　なし・少量　　2　中程度　　　3　多量		
	2	舌苔	1　なし・少量　　2　中程度　　　3　多量		
	3	義歯あるいは歯の汚れ	1　なし・少量　　2　中程度　　　3　多量		
	4	口腔衛生習慣(声かけの必要性)	1　必要がない　　2　必要あり　　3　不可		
	5	口腔清掃の自立状況（支援の必要性）	1　必要がない　　2　一部必要　　3　必要		
	6	ここ1ヶ月の発熱回数	（　　）回/月　※37.8度以上の発熱回数を記入		
機能	1	反復唾液嚥下テスト（RSST）の積算時間	1回目（　）秒 2回目（　）秒 3回目（　）秒	1（　） 2（　） 3（　）	1（　） 2（　） 3（　）
	2	オーラルディアドコキネシス	パ（　）回/秒 タ（　）回/秒 カ（　）回/秒　※パ、タ、カをそれぞれ10秒間に言える回数の測定し、1秒間あたりに換算	パ（　） タ（　） カ（　）	パ（　） タ（　） カ（　）
	3	頬の膨らまし(空ぶくぶくうがい)	1　左右十分可能　2　やや十分　　3　不十分		
その他	1	今回のサービス等の満足度	1　満足　　　2　やや満足　　3　どちらでもない 4　やや不満　5　不満		

実施のための利用者の情報

義歯の状況	□なし　□有り　□上顎　□全部床義歯　□部分床義歯 　　　　　　　　□下顎　□全部床義歯　□部分床義歯
清掃用具や食事環境の状況	
主治の歯科医師又は連携する歯科医師等からの指示	
特記事項	

口腔内状況

別紙3

（　　　　　　　　）さんの口腔機能改善管理指導計画・管理指導計画（例）

わたしのゴール

ゴールに向かう身近な目標	目標達成のための具体的計画（頻度等も含む。）	実施期間評価予定

実行や支援にあたって、注意することなど

利用者同意サイン		続柄	

計画作成者：＿＿＿＿＿＿＿＿＿＿　職種（□ 言語聴覚士・□ 歯科衛生士・□ 看護職員）
　　　　　　　　　　　　　　　　　　初回作成日：　　年　　月　　日
　　　　　　　　　　　　　　　　　　作成(変更)日：　　年　　月　　日

※①サービス担当者が実施する計画、②関連職員が実施する計画、③利用者又はその家族等が実施する計画とそれに係る具体的な指導、助言等の文書等を添付する。

別紙4

口腔機能向上サービス・居宅療養管理指導の提供経過記録(実地指導に係る記録)(例)

氏　名	(ふりがな)	男・女	
訪問先			

実施日	月　日	月　日	月　日	月　日
開始・終了時刻	：　〜　：	：　〜　：	：　〜　：	：　〜　：
指導の要点				
解決すべき課題の改善等に関する要点				
口腔清掃方法変更の必要性				
関連職種のケアの状況				
担当者の署名				

※居宅療養管理指導においては、訪問先、訪問日、指導の開始及び終了時刻、歯科医師からの指示等、歯科医師の訪問診療に同行した場合には当該歯科医師の診療開始及び終了時刻等についても記録する。

別紙5

口腔機能向上サービス・居宅療養管理指導のモニタリング（例）

氏　名	（ふりがな）	男・女	

			質問項目	評価項目	サービス提供前 月　日 評価		週・月日 月　日 評価	問題チェック	週・月日 月　日 評価	問題チェック	週・月日 月　日 評価	問題チェック	週・月日 月　日 評価	問題チェック
関連職種によるモニタリング	食事・衛生等	1	食事への意欲はありますか	1 ある 2 あまりない 3 ない				□		□		□		□
		2	食事中や食後のむせ	1 ある 2 あまりない 3 ない				□		□		□		□
		3	食事中の食べこぼし	1 こぼさない 2 多少はこぼす 3 多量にこぼす				□		□		□		□
		4	食事中や食後のタン（痰）のからみ	1 ない 2 時々ある 3 いつもからむ				□		□		□		□
		5	食事の量	1 なし 2 少量 3 多量				□		□		□		□
		6	口臭	1 ない 2 弱い 3 強い				□		□		□		□
		7	舌、歯、入れ歯などの汚れ	1 ある 2 あまりない 3 ない				□		□		□		□
						□		□		□		□		□
		1	入れ歯あるいは歯の汚れ	1 なし 2 少しある 3 ある				□		□		□		□
		2	食べかすの残留	1 なし 2 少しある 3 ある				□		□		□		□
		3	舌の汚れ	1 なし 2 少しある 3 ある				□		□		□		□
		4	口や入れ歯の清掃への声かけ	1 必要がない 2 必要あり 3 不可				□		□		□		□
						□		□		□		□		□
言語聴覚士・歯科衛生士・看護職員によるモニタリング	衛生	1	食物残渣	1 なし・少量 2 中程度 3 多量	□			□		□		□		□
		2	舌苔	1 なし・少量 2 中程度 3 多量	□			□		□		□		□
		3	義歯あるいは歯の汚れ	1 なし・少量 2 中程度 3 多量	□			□		□		□		□
		4	口腔衛生習慣	1 必要がない 2 必要あり 3 不可	□			□		□		□		□
		5	口腔清掃の自立状況	1 必要がない 2 一部必要 3 必要	□			□		□		□		□
		6	ここ1ヶ月の発熱回数	（　）回/月				□		□		□		□
					□			□		□		□		□
	機能	1	反復唾液嚥下テストの積算時間	1回目（　）秒 2回目（　）秒 3回目（　）秒	1（　）秒 2（　）秒 3（　）秒		1（　）秒 2（　）秒 3（　）秒	□	1（　）秒 2（　）秒 3（　）秒	□	1（　）秒 2（　）秒 3（　）秒	□	1（　）秒 2（　）秒 3（　）秒	□
		2	オーラルディアドコキネシス	パ（　）回/秒 タ（　）回/秒 カ（　）回/秒	パ（　）回 タ（　）回 カ（　）回		パ（　）回 タ（　）回 カ（　）回	□	パ（　）回 タ（　）回 カ（　）回	□	パ（　）回 タ（　）回 カ（　）回	□	パ（　）回 タ（　）回 カ（　）回	□
		3	頬の膨らまし	1 左右十分可能 2 やや十分 3 不十分	□			□		□		□		□
					□			□		□		□		□

評　価				
計画の変更の必要性	□無　□有	□無　□有	□無　□有	□無　□有	□無　□有

総合評価	

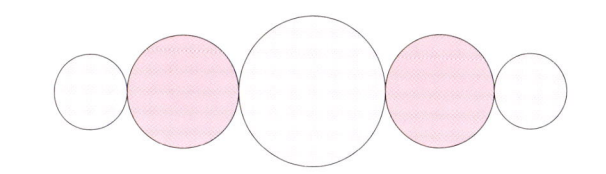

参考資料

1 集団訓練 （イラスト　三浦雅美）

●深呼吸●
①腹式呼吸と同様に，お腹に手を当てて息を吸う。
②口を「オ」の形にして勢いよく息を吐き出す。

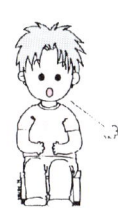

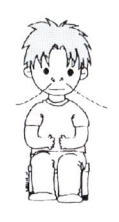

●首や肩の運動●
①準備体操として，首の周りを手でもみほぐす。
②肩を挙げて思いっきり力を抜く。

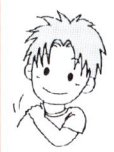

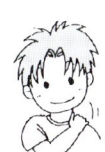

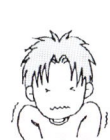

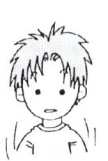

●首のストレッチ●
①首をゆっくり前後に倒す。
②首をゆっくり左右に倒す。
③首をゆっくり左右に回す。

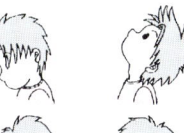

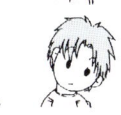

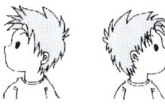

●肩の運動●
①肩をゆっくり前から後ろへ回したり，後ろから前へ回したりする。
②胸を反らす。

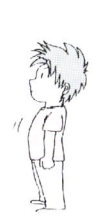

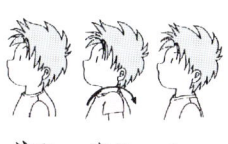

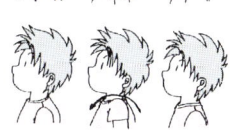

●肩の運動●
①いすに座りタオルをもち，身体をまっすぐにしてテーブルを前後左右に拭くように手だけをゆっくり動かす。
②両手にタオルをもったままゆっくり上下に動かし，左右に動かす。

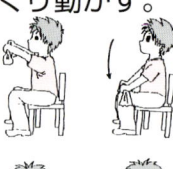

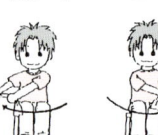

●顎の運動●
①ゆっくりとできるだけ大きくまっすぐに口を開けて，数秒そのままにする。
②ゆっくりまっすぐ奥歯が当たるまできちんと口を閉じる。

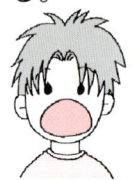

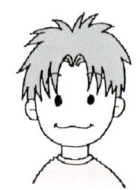

●頬の運動●
①口唇を閉じ，口のなかに空気をためてできるだけ頬をふくらませる。
②ふくらんだ頬を押しつぶすように手で押す。空気がもれないようにそのままにする。

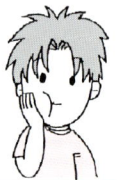

●頬の運動●
①口唇を閉じ，頬にくぼみができるくらい強く吸い込み，そのままにする。

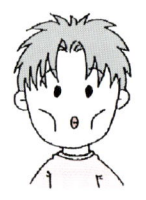

●口唇の運動●
①親指と人指し指を使って，口唇を前方へ引っ張りマッサージする。
②親指と人指し指を使って，口唇を前方へ引っ張りながら真ん中に寄せられた口唇を引き戻すように横に引く。

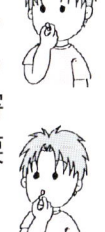

●口唇閉鎖の運動●
①「イー」の形と「ウー」の形の横引きを繰り返す。

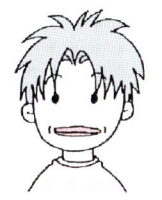

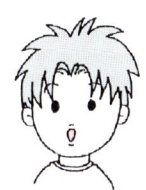

●舌の突出，後退の運動●
①口を開けたまま，舌をできるだけ前方へ突き出す。
②口を開けたまま，舌をできるだけ引っ込ませる。
③口を開けたまま，舌を前方と後方にできるだけ速く交互に動かす。

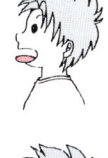

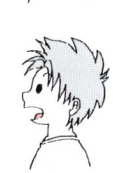

●舌の前後方向の運動●
①口を開けたまま，舌の先を口唇の端につけて，そのままにする。
②口を開けたまま，舌の先を口唇の端につける運動をなるべく速く繰り返す。

●息こらえ嚥下●
①鼻から大きく息を吸い込む。
②唾を飲み込む。
③口から息を吐き出す。
④①〜③を10回繰り返す。

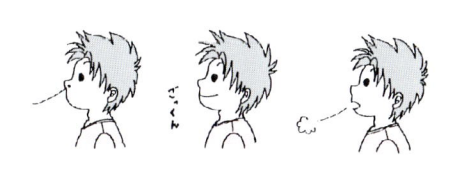

❷ 口腔機能の向上 アセスメント票

【口腔機能の向上 アセスメント票】(事前・事後)

評価担当者（　　　　　　　　　　）職種（DH・NS・ST）

氏　名　　　　　　　　　　（男・女）　病　名／障害名（　　　　　　　）
　　年　　月　　日生（　　）歳　　　要介護認定 { 非該当・要支援（1・2）他（　　）}
日常生活自立度（J1　J2　A1　A2　B1　B2　C1　C2）　認知自立度（Ⅰ　Ⅱ　Ⅱa　Ⅱb　Ⅲ　Ⅲb　Ⅳ　Ⅴ）

1 口の中の状態や訴え，本人・家族の希望

2 口の中の状態
1. 現在歯数（　　歯），機能歯数（　　歯）
2. かみ合わせの状態　（自分の歯）
   □ 両側の臼歯　□ 片側の臼歯のみ　□ 前歯のみ　□ なし
3. かみ合わせの状態　（義歯も含めて）
   □ 両側の臼歯　□ 片側の臼歯のみ　□ 前歯のみ　□ なし
4. 義歯の使用状況　（上顎）
   □ 使用している　□ 食事の時のみ使用している
   □ 食事以外使用している　□ あるけれど使用していない
   □ 持っていない
5. 義歯の使用状況　（下顎）
   □ 使用している　□ 食事の時のみ使用している
   □ 食事以外使用している　□ あるけれど使用していない
   □ 持っていない

【特記事項】

3 口の衛生状態
1. 口腔内の汚れ　□ きれい　□ 普通　□ 汚い　□ とても汚い
2. 舌　　苔　　□ なし　□ 少量　□ 中程度　□ 多量
3. 義　　歯　　□ 非常に清潔　□ 清潔
　　　　　　　□ 食渣，デンチャープラークあり
　　　　　　　□ 多量の食渣，デンチャープラークあり

4 口腔衛生習慣
1. い　つ
   □ 朝食前（歯磨き・うがい・義歯の清掃）
   □ 朝食後（歯磨き・うがい・義歯の清掃）
   □ 昼食後（歯磨き・うがい・義歯の清掃）
   □ 間食後（歯磨き・うがい・義歯の清掃）
   □ 夕食後（歯磨き・うがい・義歯の清掃）
   □ 就寝前（歯磨き・うがい・義歯の清掃）
   □ その他（　　　　　　　　　　　）
2. 回　数（　　回／日）
3. 使用器具
・歯・口腔内
   □ 歯ブラシ　□ 歯間ブラシ　□ 歯磨剤
・うがい
   □ 含漱剤　□ 水　□ お茶
   □ その他（　　　　　　　　　　　）
・義　歯
   □ 義歯ブラシ　□ 歯ブラシ　□ 歯用洗浄剤

5 そ の 他
1. 口腔乾燥状態
   □ 正　常（0度）：口腔乾燥や唾液の粘性亢進はない。
   □ 軽　度（1度）：唾液が粘性亢進，やや唾液が少ない。
   　　　　　　　　唾液が糸をひく。
   □ 中程度（2度）：唾液が極めて少ない。細かい泡がみ
   　　　　　　　　られる。
   □ 重　度（3度）：唾液が舌粘膜上にみられない。
2. 口　臭
   □ な　し：口臭を感じない
   □ 低　度：少し，口臭を感じる
   □ 中程度：明確に口臭を感じる
   □ 重　度：かなり口臭を感じる

【特記事項】

6 食事

1. 観察項目
   1) お茶などでむせる　□しばしば　□たまに　□なし
   2) 食事の際にむせる　□しばしば　□たまに　□なし
   3) タンがからんでいる　□しばしば　□たまに　□なし
   4) 食事を食べこぼす　□しばしば　□たまに　□なし
   5) 食事のペース　□はやい　□普通　□遅い
   6) 一　口　量　□多い　□普通　□少ない
   7) 手の運動機能，食具の適否
   　　　　　　　　　□良好　□普通　□問題有
   8) 食べる意欲　□旺盛　□普通　□低い
2. 食事の自立度
   　□自立　□見守りが必要　□一部介助
3. 食事時間
   　□10分以内　　□10～20分未満
   　□20～30分未満　□30分以上

4. 食事形態

【主食】□ご飯（普通）　□ご飯（軟飯）
　　　　□お粥　□その他（　　　　　）
【副食】□普通　□軟菜きざみ
　　　　□ミキサー　□その他（　　　　）

5. 喫食率（食事量）
   □完食（100%）
   □残食あり（8割程度食べる）
   □残食多い（半分程度食べる）
6. かみ切れる可能食品レベル（最も上のレベルを選択）
   □ ① さきいか・たくあん
   □ ② 豚肉ももゆで・生にんじん・セロリ
   □ ③ 油揚げ・酢だこ・白菜の漬け物・乾ぶどう
   □ ④ ご飯・りんご・つみれ・ゆでたアスパラ
   □ ⑤ バナナ・煮豆・コーンビーフ・ウエハース
   □ ⑤の食品もかめない

7 口腔運動機能

1. 口腔機能
   (1) うがいテスト
   　① リンシング（ブクブクうがい）テスト
   　　□ できる
   　　□ 口角から少量の水がこぼれる（口角が濡れる）
   　　□ 口角から大量の水がこぼれる
   　　□ 水を飲んでしまう。水が鼻に回る
   　② ガーグリング（ガラガラうがい）テスト
   　　□ できる
   　　□ 水を少し飲んでしまう
   　　□ むせる
   　　□ むせてできない

(2) 運動の速度，巧緻性
オーラル・ディアドコキネシス
　① パ　音（　　　）回/秒
　② タ　音（　　　）回/秒
　③ カ　音（　　　）回/秒
　④ パタカ繰り返し（　　　）回/秒
2. 咀嚼機能
   (1) 咬合力評価（　　　　　）N
   (2) 咀嚼力評価 カラーチャート 1・2・3・4・5
3. 嚥下機能
   (1) 反復唾液嚥下テスト（RSST）
   　① 30秒間の回数　→　（　　　）回
   　② 積算時間　1回目（　　）秒
   　　　　　　　2回目（　　）秒
   　　　　　　　3回目（　　）秒

【特記事項】

8 気道感染等

1. 過去3カ月の発熱
   {なし，ある（　　）回程度（原因：　　　）}
2. 過去1年間のインフルエンザ罹患
   {なし，ある（状況　　　　　　　　）}
3. 過去1年間の其の他の既往
   {なし，ある（状況　　　　　　　　）}

【特記事項】

9 低栄養等

1. 低栄養所見等
   {BMI（18.5未満，体重減少あり，その他（　　　）}
2. アルブミン値（　　g/dℓ）
   {正常（3.5以上），軽度（3.4～3.1），
   　中度（3.0～2.1），高度（2.0以下）}

【特記事項】

備考

3 口腔機能豆知識　口の機能を向上させよう

> 口腔ケアを行うと
> 肺炎の発症率を減らせる！

- 「食べる」，「呼吸する」，「話す」など，口はたくさんの役割を果たしている。口の機能を健康に維持するために，「口腔ケア」がとても大切である。
- 口腔ケアには2種類ある。
  口腔清掃；口腔内を清掃して綺麗にすることで，「う蝕」，「歯周病」そして「肺炎」，「インフルエンザ」を予防する。
  口腔機能訓練；口やその周囲の筋肉を鍛え，「食べる」，「呼吸する」，「話す」機能を維持・向上させる。
- 「食べる」ために必要な，唾液の分泌を促す。

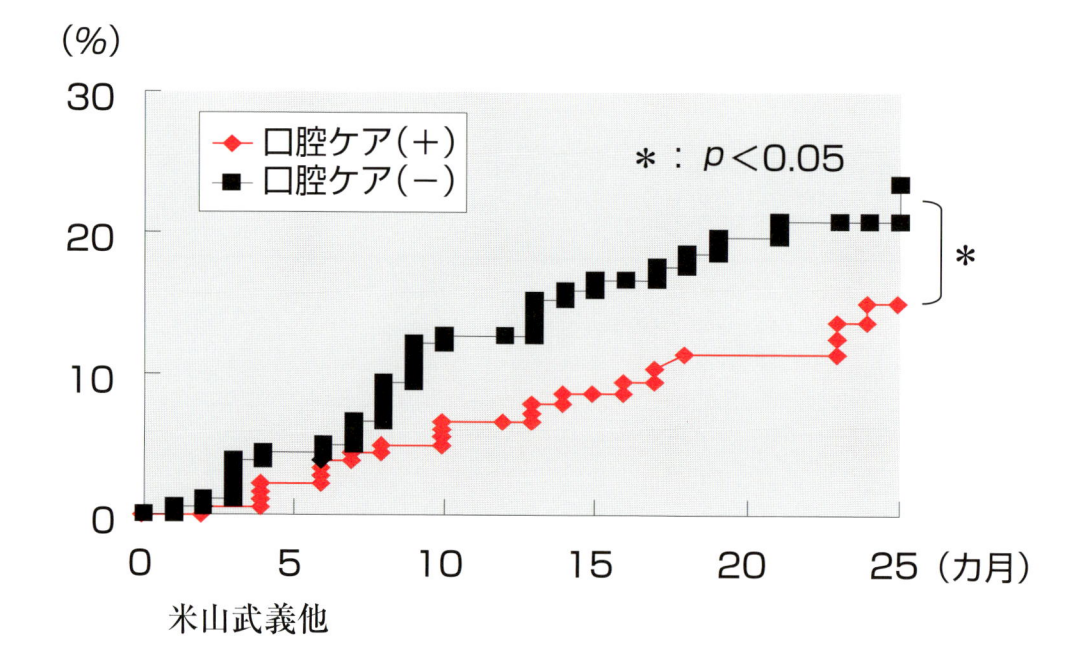

グラフ凡例：口腔ケア（＋），口腔ケア（−），＊：$p < 0.05$

米山武義他

口腔ケアを行うと舌の力をアップできる！

- 週に1回の口腔ケア（口腔機能向上）訓練で，舌の力は強くなる！
- 舌のストレッチをしたり，歌ったりおしゃべりしたりすることが大切！

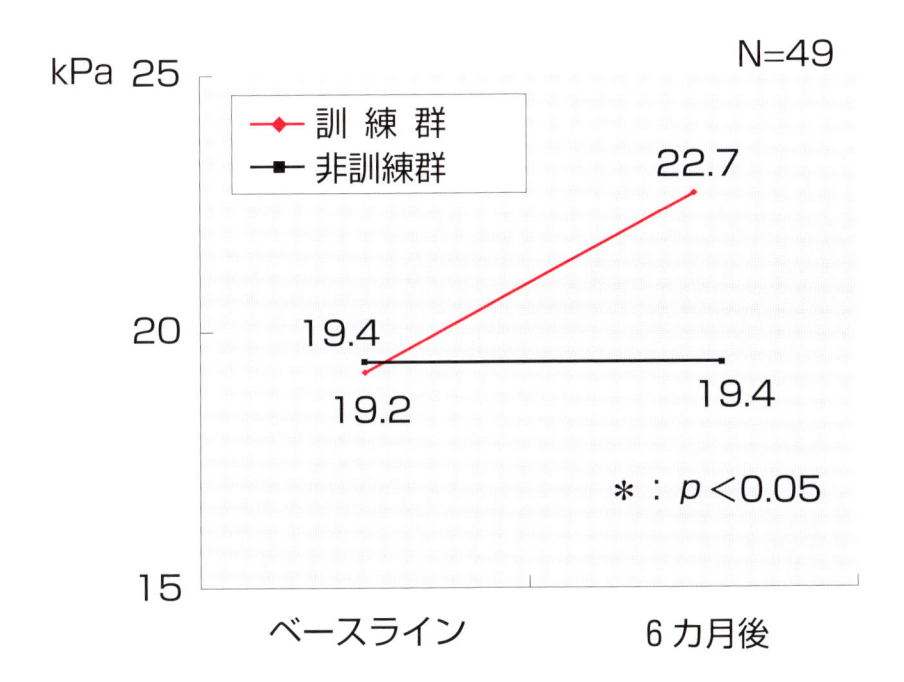

N=49

訓 練 群
非訓練群

22.7
19.4
19.2
19.4

kPa

ベースライン　　6カ月後

$*：p<0.05$

4 口腔機能豆知識　口の体操のススメ （イラスト　三浦雅美）

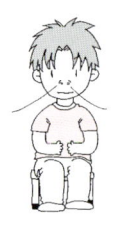

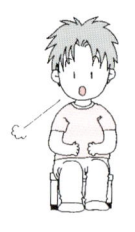

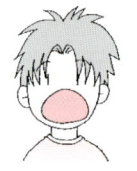

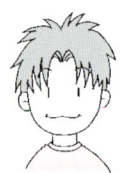

深呼吸しましょう

口を大きく開け，閉めましょう

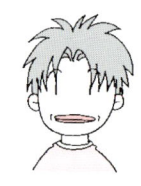

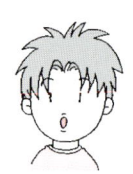

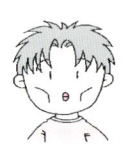

口唇を「イー」，「ウー」の形にしてみましょう

頬を膨らましたりすぼめてみましょう

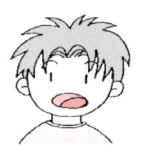

舌を左右に動かしてみましょう

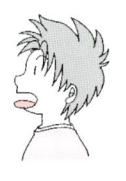

舌を前に出したり引っ込めてみましょう

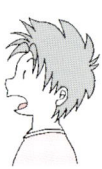

❺ 口腔機能豆知識　食べるときの注意のススメ

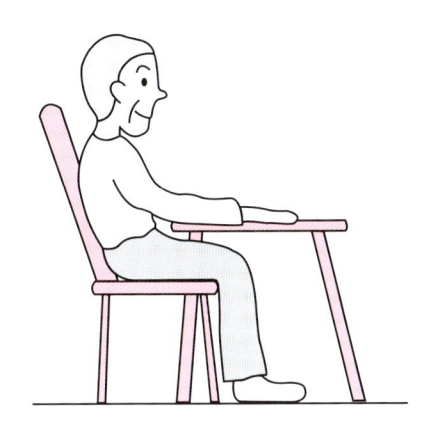

姿勢をただしく！

- 姿勢が不安定になるとむせやすくなる（特に首の姿勢に注意）
- テーブルは，肘がちょうど乗るくらいの高さ。
- 背もたれが高すぎると横に傾きやすい。
- いすは，股関節や膝関節が適度に曲がり，足の裏がしっかりと床に着く高さ。
- 食べた物が胃から逆流しやすくなるのですぐに横にならない（寝ない）ように。

使いやすい食器具を選びましょう！

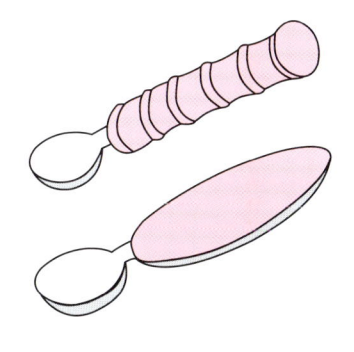

- 手や口の機能に合わせて，箸，スプーン，フォークなどを使い分けるとよい。
- スプーンはあまり大きすぎると，食べ物がたくさん口に入りすぎてしまう。
- 握る力が弱くなったら，柄の太いもののほうが使いやすい。

口の機能に合わせた食形態を選びましょう

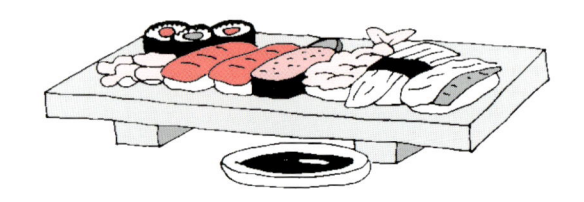

- かむための歯はある？
- 義歯は合っている？
- かむための筋力や口の動きは十分？
- 唾が出にくくなって食べづらくない？
- 飲み込みの機能は十分？

むせやすくなったら考えながら注意して食べましょう

- 繊維の強い肉や野菜はかみにくい。
- 水は流れが速いからむせやすい。
- 粘り気の強い食物はつかえやすい。
- 食べるときは口を閉じて。
- 飲み込むときは舌を上あごの前に押しつけて。
- 飲み込むときは顎をしっかり閉じて。

さくいん

あ
- RSST ……………………… 46
- 顎の安定 ……………………… 13
- アセスメント ……………………… 23

い
- いす ……………………… 64
- 医療モデル ……………………… 26
- 入れ歯 ……………………… 72
- 咽頭 ……………………… 80
- 咽頭期 ……………………… 81

う
- うがいテスト ……………………… 43
- 運動機能 ……………………… 42
- 運動訓練 ……………………… 53
- 運動障害性嚥下障害 ……………………… 86

え
- ADL ……………………… 5
- 栄養障害 ……………………… 18
- 嚥下 ……………………… 78
- 嚥下機能評価 ……………………… 46
- 嚥下障害 ……………………… 84
- 嚥下反射 ……………………… 16

お
- オーラル・ディアドコキネス ……………………… 43
- 奥歯 ……………………… 31

か
- ガーグリングテスト ……………………… 43
- 介護認定 ……………………… 27
- 介護保険制度 ……………………… 1
- 介護保険料 ……………………… 1
- 介護予防 ……………………… 3
- 介護予防サービス ……………………… 5
- 介護予防プログラム ……………………… 22
- 咳嗽反射 ……………………… 16
- 介入効果 ……………………… 26
- 喀出 ……………………… 16
- 咳痰 ……………………… 70
- かみ合わせ ……………………… 13
- がらがらうがいテスト ……………………… 43
- カンジダ菌 ……………………… 50
- カンジダ症 ……………………… 74

き
- 機械的清掃 ……………………… 50
- 聞き取り調査 ……………………… 39
- 刻み食 ……………………… 67
- 義歯 ……………………… 23, 31, 33, 71
-   ――の清掃状態 ……………………… 32
-   ――の手入れ ……………………… 50
- 器質性嚥下障害 ……………………… 86
- 喫食率 ……………………… 41
- 気道感染予防 ……………………… 24
- 機能訓練 ……………………… 53, 57
- 機能歯数 ……………………… 31

機能性嚥下障害……………………87
機能低下……………………………5
機能評価……………………………26
基本チェックリスト………………7
客観的評価…………………………26
臼歯部………………………………31
記　録………………………………61

く

クラスプ……………………………72
グルーピング………………………23
訓練の中止…………………………24

け

健康チェック………………………61
現在歯数……………………………31

こ

構音訓練……………………………55
口　腔………………………………9
口腔衛生……………………………9
口腔衛生管理………………………49
口腔衛生自立支援…………………49
口腔衛生評価………………………26
口腔乾燥……………………………38
口腔期………………………………81
口腔機能の低下……………………24
口腔機能の評価……………………42
口腔機能向上プログラム…………22
口腔ケア　………………9, 15, 16, 24
　　──の習慣化…………………11
口腔清掃　………………… 9, 16, 52
口腔清掃器具………………………52
口腔清掃自立支援必要度…………36
口腔清掃自立度……………………36
口腔前庭部…………………………34
口腔内清掃状況……………………32

口腔内衛生状態のアセスメント……32
咬合関係……………………………31
咬合支持……………………………77
咬合力評価…………………………44
口　臭………………………………38
口唇の運動…………………………55
咬　断………………………………41
喉頭閉鎖……………………………78
口内炎………………………………50
高齢者人口…………………………1
誤　嚥………………………14, 78, 84
誤嚥性肺炎……………………14, 18
個別訓練……………………………53
孤立歯………………………………50

さ

細胞性免疫…………………………18
参加意欲……………………………23
残根歯………………………………76
残存歯数……………………………31

し

歯科医療機関………………………26
歯科疾患……………………………26
自己課題……………………………61
自浄作用………………………11, 15
舌の運動……………………………55
湿性嗄声……………………………40
集団訓練……………………………53
準備期………………………………81
食　具………………………………41
食形態…………………………41, 67
食　渣………………………………33
食事環境……………………………64
食事の観察…………………………40
食事の自立度………………………41
食事への支援………………………14

食事時間	41, 66
食道期	84
食欲減退	41
食器具	65
自立支援	14
新予防給付	7

せ

生活機能モデル	26
生活不活発病	4
咳反応	16
摂食行為のプログラミング	81
舌苔	32, 34, 51
先行期	81
蠕動運動	84

そ

総義歯	72
咀嚼期	81
咀嚼機能評価	44
咀嚼障害	81
咀嚼能率	77
咀嚼力	42
咀嚼力判定ガム	44
咀嚼力評価	44

た

唾液	16, 72
唾液腺	73
唾液分泌量	73
脱水	87
食べこぼし	40, 69
食べるペース	40
ため込む	69
タン	40, 47

ち

地域支援事業	7
地域包括支援センター	7
窒息	20

て・と

低栄養	11
テーブル	64
手と口の協調	41
デンタルプレスケール	44
デンチャープラーク	33, 50
動機づけ	22

な・に・ね

軟口蓋	80
認知期	81
寝たきり	4

は

バイオフィルム	33
廃用症候群	4
8020運動	11
抜歯	76
歯の数	71
歯の喪失	75
歯ブラシ	34
パルスオキシメータ	70
反復唾液嚥下テスト	46

ひ

ＢＤＲ指標	36
鼻咽腔閉鎖	78
鼻咽腔閉鎖不全	81
微生物	9
評価	61

ふ

風味性障害……………………………73
ブクブクうがいテスト………………43
不顕性誤嚥……………………………16
部分義歯………………………………72
プラーク………………………………33
ブリッジ………………………………71

へ・ほ

ペンフィールドの図…………………13
捕　食…………………………………81

ま・み

丸飲み…………………………………69
味　覚…………………………………73
味覚閾値………………………………73
味覚障害…………………………49，73
水………………………………………87
水飲みテスト…………………………47
味　蕾…………………………………73

む・も

無歯顎…………………………………75
む　せ……………………………40，68
目標指向型ケアプラン…………………5
モチベーション………………………23

り

リハビリテーション……………………5
リンシングテスト……………………43

〔編著者〕

菊谷 武（きくたに たけし）　　日本歯科大学　教授
　　　　　　　　　　　　　　口腔リハビリテーション多摩クリニック　院長
　　　　　　　　　　　　　　博士（歯学）

〔著　者〕

西脇 恵子（にしわき けいこ）　　日本歯科大学附属病院
　　　　　　　　　　　　　　口腔リハビリテーションセンター　言語聴覚士

田村 文誉（たむら ふみよ）　　日本歯科大学　准教授
　　　　　　　　　　　　　　口腔リハビリテーション多摩クリニック　歯科医師
　　　　　　　　　　　　　　博士（歯学）

介護予防のための
口腔機能向上マニュアル

2006年（平成18年）　3月30日　初版発行
2013年（平成25年）　3月15日　第6刷発行

　　　　　　　　　　編著者　菊谷　武
　　　　　　　　　　発行者　筑紫恒男
　　　　　　　　　　発行所　株式会社 建帛社
　　　　　　　　　　　　　　KENPAKUSHA

〒112-0011　東京都文京区千石4丁目2番15号
　　　　　　TEL（03）3944-2611
　　　　　　FAX（03）3946-4377
　　　　　　http://www.kenpakusha.co.jp/

ISBN 978-4-7679-2203-4　C3047　　　文唱堂印刷／常川製本
Ⓒ菊谷　武ほか，2006.　　　　　　　　Printed in Japan

本書の複製権・翻訳権・上映権・公衆送信権等は株式会社建帛社が保有します。

JCOPY　〈(社)出版者著作権管理機構委託出版物〉

本書の無断複写は著作権法上での例外を除き禁じられています。複写される場合は、そのつど事前に、(社)出版者著作権管理機構（TEL 03-3513-6969, FAX 03-3513-6979, e-mail : info@jcopy.or.jp）の許諾を得て下さい。
